针灸基本功

谢锡亮 关玲 编著

（第2版）

人民卫生出版社

U0235675

图书在版编目（CIP）数据

针灸基本功 / 谢锡亮，关玲编著 . —2 版 . —北京：
人民卫生出版社，2020
　ISBN 978-7-117-29993-0

　Ⅰ.①针…　Ⅱ.①谢…②关…　Ⅲ.①针灸疗法 – 中
医学院 – 教材　Ⅳ.①R245

中国版本图书馆 CIP 数据核字（2020）第 079943 号

人卫智网　www.ipmph.com　医学教育、学术、考试、健康，
　　　　　　　　　　　　　　购书智慧智能综合服务平台
人卫官网　www.pmph.com　人卫官方资讯发布平台

版权所有，侵权必究！

书　　　名　针灸基本功（第 2 版）
编　　　著　谢锡亮　关　玲
出版发行　人民卫生出版社（中继线 010-59780011）
地　　　址　北京市朝阳区潘家园南里 19 号
邮　　　编　100021
E – mail　pmph @ pmph.com
购书热线　010-59787592　010-59787584　010-65264830
印　　　刷　中农印务有限公司
经　　　销　新华书店
开　　　本　889×1194　　1/32
印　　　张　10
插　　　页　2
字　　　数　176 千字
版　　　次　2007 年 4 月第 1 版　2020 年 6 月第 2 版
　　　　　　2025 年 1 月第 2 版第 7 次印刷（总第 36 次印刷）
标准书号　ISBN 978-7-117-29993-0
定　　　价　52.00 元

打击盗版举报电话: 010-59787491　E-mail: WQ @ pmph.com
质量问题联系电话: 010-59787234　E-mail: zhiliang @ pmph.com

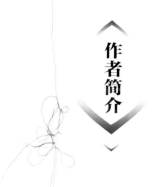

作者简介

谢锡亮（1925—2018），河南原阳县人，主任医师，著名的针灸临床大家，山西省名老中医。早年师从我国著名针灸学家和中医教育家、现代针灸学科的奠基人承淡安先生，得其真传。其后的工作中继承和发扬了承淡安的学术思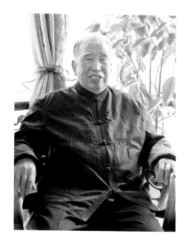想，在临床和教学上均有诸多建树，是澄江学派的代表人物之一。受聘中国针灸专家讲师团教授、台湾自然疗法总会顾问、香港针灸学会学术顾问、山西中医学院客座教授、山西省针灸学会副理事长。在山西省襄汾县人民医院工作30多年并创建襄汾县中医院。2009年被山西省针灸学会授予"针灸泰斗"称号。

作者简介

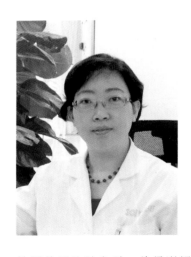

关玲，医学博士。解放军总医院主任医师、教授，博士生导师。中国中医药研究促进会非药物疗法分会会长，解放军中医药学会针灸专业委员会主任委员。1995年至1997年任教于山西中医药大学，2000年至今就职于中国人民解放军总医院针灸科。曾得谢锡亮先生手把手传授传统针灸技术。后在针灸结合现代医学方面有所突破，运用现代医学的解剖、生理、病理和生物力学知识，重新整合和理解针灸，提出"结构针灸学"。在针灸治疗肌骨疼痛、肿瘤（艾灸为主）方面有深入研究。

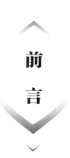

前言

　　《针灸基本功》第 1 版出版于 2007 年，至今已经有 12 年。12 年中，针灸学在理论和技术上有了很多新进展，但是这本小书仍然是针灸学习者的重要参考书，以每年两次的频度，不断重印。我非常感谢读者的认可，也更加由衷地感谢恩师的栽培。正因为有了针灸基本功的培养，才使得我在以后的针灸生涯中能够不断前进，有所突破。

　　我在学生时代能有机缘跟随谢老师学习针灸，是我一生中的幸事。谢老师在针灸教学方面有独到的方法。经过谢老师的讲解，原本感觉散乱的经络、腧穴、刺灸和治疗变得主次分明，竟然有豁然贯通之感。记忆有了重点，取穴定位可以脱口而出，处方配穴亦能信手拈来。虽然当时下了些功夫背诵，但却是终身受益。可以说，针灸基本功的学习和训练，是我掌握传统针灸学的最主要方式。本书出版以来，也有更多的后学者采用这一方法，步入了针灸的殿堂。

针灸基本功包括背诵歌诀、划经点穴、练习针法、练习灸法。在划经点穴方面，在第1版的《针灸基本功》中，仅用了一些文字的描述。事实上，谢老继承了承淡安先生的教学方法，并结合自己的教学体验，形成了在熟读歌诀的基础上划经点穴的方法，这一方法保留了中国传统取穴法的精华。为了使这一宝贵资料传承下去，我于2008年赴山西侯马，在谢老家中拍摄了划经点穴视频。谢老当时已有84岁高龄，身体不是很好，但是说起穴位仍然头头是道，如数家珍，划经点穴也常常是一气呵成。但由于当时的条件所限，所摄视频有诸多不尽人意之处，以致后期制作面临巨大困难。我像一个不熟练的雕工，面对一块璞玉，虽然倾尽心血，耗时巨大，还是难以使之成型。几度放弃，又几度重拾，最终在我的研究生张梦雪的努力下，完成了全部视频剪辑。后期制作还得到了李高波、李静轩、张万宝、谢平、邹怡等人的大力协助。视频的每一秒都凝结了无数心血。作品问世已经是6年之后，谢老也已经90高龄了。人民卫生出版社在2014年以光盘形式出版了《谢锡亮划经点穴》。本次《针灸基本功》第2版的整理，纳入了这一部分。至此针灸基本功，更加完整、完善。

时至今日，《针灸基本功》犹在，而谢老已经仙逝。本书的稿费，将用于山西中医药大学"谢锡亮奖学金"的发放。希望针灸这一国之瑰宝，发扬光大、普惠世人。

谨以此作纪念一辈子勤勉治病、勤勉育人的谢锡亮老师，也献给所有帮助、支持我的亲人、朋友、同事和可爱的学生们。

关　玲

2019 年 10 月 25 日北京

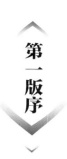

第一版序

我于 20 世纪 50 年代初（1951—1953 年）在苏州考取针灸实习研究班，拜著名针灸学家承淡安先生为师，学习方法是师承教育和课堂教学相结合。先生给我授课时，多次提到打好基本功的问题，我遵循先生教诲，在这一方面未敢有丝毫懈怠。如今，我已经 82 岁了，当年苦学的情景回想起来仍历历在目。

现在，有许多针灸学习者向我询问成才的关键，我说，一定要练好基本功，当年承淡安先生怎样教我，今天我就怎样教你们吧。

练书法必须先描红，学唱戏须有童子功，学好针灸也有最基本的功课要做。针灸基本功的内容，就是熟读歌诀，划经点穴，练习针法，练习灸法。一般有百日功夫就可以了。比如临床医生使用针灸歌诀，犹如演员登场歌唱，相声家说白语一样，必须熟记，能够背诵，说来就来，从容流利，出口成词。否则临用时胸无成竹，茫然失措，再查书本那就来不及了。还有，经穴主治纷繁复杂，怎样才能提纲挈领地予以掌握；怎样精准地确定穴位；怎样进行手法练习；怎样进针患者不会感到疼痛；怎样艾灸既方便又有效；等等。都是需要认真对待的，可惜，目前的大学教材中，这些已经很少讲了。回想承老师当年的教学非常严格，学生一入学就布置学习任务，早晨朗读歌诀，晚上练习针法、灸法，必须达到纯熟的程度，还要经常复习，这样临床应用时才能得心应手，轻巧纯熟，收到良好的效果，受到患者的好评。我们的同学都经过这几方面的考试考核合格，才能过关。笔者现在尚能把十四经穴分寸歌和其他重要歌诀，一一循序背出来，在教学时不用参考书，不看图像，快速划经点穴，有问必答，得心应手，左右逢源，这些完全是在青年时期苦练基本功的结果。

当年恩师承先生曾愿针灸事业"利溥寰宇"，而今，我也欣喜地看到热爱针灸、学习针灸的年轻俊彦越来越多，我垂老矣，寄厚望于来者，我和我的学生关玲医师经过数载努力，将针灸基本功读本整理完毕，如果读者能先下功夫掌握之，或许会少走很多弯路的。

谢锡亮

2007 年 1 月于澄江学派针灸医学研究所

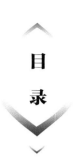

目 录

121　第五章　灸术要领

第一章
绪　论

　　针灸疗法，易学易用，经济安全，治疗范围广泛，有着悠久的历史，在长期的传承中也积淀了非常丰富的经验。随着时代的发展，针灸学科逐渐成熟完善，并且向世界传播，成为世界医学的一部分。

第一节　针灸医学简史

针灸医学是祖国医学的重要组成部分，它对我国民族的繁衍昌盛和保障人民健康起到了巨大作用，对世界医学也有很大的贡献。这门医学科学是我们的祖先在劳动中发明创造出来的。针与灸两种不同的治疗方法，它们作用的部位都是经络、穴位，既可以单独使用，也可以配合应用，一般习惯上把它们相提并论，总称针灸。针法起源于新石器时代，大约在 5 000 年前就被人们所掌握了，那时候用的是石针，所以叫"砭石"。至于灸法的发明则更早，大约是在人类会利用火以后逐渐产生的。总之，不论灸法、针法，都比汤药要早得多。

远在公元前 3 世纪左右，针灸就有系统的文字记载了。在《黄帝内经·灵枢》上，就已经阐述了经络、穴位、针灸等理论基础。此后历代都有所发展，针灸名家代有传人，战国时期的扁鹊，后汉三国的华佗，晋代的皇甫谧，唐代的孙思邈，宋代的王惟一，明代的杨继洲，都是当时的名医，且擅长针灸技术。他们有的留有许多生动的治验故事，传为医林佳话；有的留有大套的针灸著作，至今仍然有很大的实用价值。

这门学科发展到唐代已成为专科，当时太医署里设有针博士、针师。到公元 1027 年的宋仁宗时代，铸成铜人，作为考试和划经点穴之用，开世界模型教学之先河。

　　这种疗法具有易学易用、经济、安全速效、治病广泛的特点，深受广大劳动人民的欢迎。历朝各代，在民间广为应用。可是到了清代，由于封建思想特别浓厚，当时的上层人物认为针灸的时候要宽衣解带，赤身裸体，有伤大雅，非奉君之道。于道光二年（1822年）竟然下令，在太医院取消了针灸科。这样一来，这门学术的发展就受到一定影响。可是在民间却受广大劳动人民的喜爱，所以针灸医学才能一直流传下来。

　　新中国成立前，统治者根本不关心人民的疾苦，再加上崇洋媚外、民族虚无主义及中医不科学等错误思想的影响，对祖国的文化遗产横加摧残，甚至于1929年要下令取缔中医，这门有效的医疗方法几乎被取消，在这一段时期形成了湮没不彰、守旧不前的局面。此时，中医界有志之士纷纷奋起，据理力争，保护国粹。如江苏澄江承淡安氏，秉承家传，擅长针灸，热心提倡，私人成立中国针灸学研究社，首创中国针灸专门学校，开办针灸疗养院，大力著述和培养人才，编辑《针灸杂志》《针灸医学》57期，曾东渡日本考察针灸医学，向全国及海外传播，颇有成效。

　　新中国成立后，党和国家非常关心人民的健康事业，号召继承和发扬祖国医学遗产，针灸医学才得到空前的发展。我国除各中医院校设有针灸专业或针灸课外，还受世界卫生组织委托成立国际针灸进修学院，北京、南京、上海设有三个分院专门招收国外学员，有许多专家、博士、医师来我国学习针灸。

远在北齐河清元年（562年），我国的针灸疗法就传到日本，1 400多年来，他们一直在广泛应用，而且结合现代医学进行了大量的科学研究工作。日本现有针灸专科学校47所，还有两所针灸大学，全国约有5万多名针灸医师和不少学术团体，发行了许多汉方医学和针灸刊物。

据目前有关文献记载，公元541年中国医学传到朝鲜。他们历代都是以汉方针灸医学为主，防治疾病。1956年，朝鲜民主主义人民共和国保健部通令全国卫生工作者，要重视汉方、汉医的研究，并派留学生来我国学习。300多年前，中国医学又相继传到法国、英国、德国、荷兰、瑞典、奥地利等西欧国家。20世纪初以来，许多国家都使用了中国的针灸疗法，如意大利、比利时、苏联、墨西哥、阿根廷、西班牙等。美国于1947年6月9日召开全美医业联合大会，各地医师代表1 500名，专门讨论了中国针术。旧金山中医院成立后，也特设针灸治疗专科，到现在，他们发行《针刺法杂志》已有多年了。国外1973—1981年世界性的针灸会议就开过20次之多。

由此可见，针灸发展到现在，已成为世界医学内容。

经统计，目前已发展到 160 多个国家和地区，能治 800 多种病。

第二节　灸法的发展概况

前面已经说过，灸法是在人们懂得利用火以后逐渐发展起来的。当时，人们日常生活与火发生了密切关系，往往在不舒服的时候，或是身上感到寒冷，自然会煨火取暖，偶然被火灼伤，同时也解除了某种疾病的痛苦，从而知道了此法可以治病。这些点滴经验，经过若干年代，慢慢相传下来，逐渐改进，不断总结，终于成为一种治病的方法。

灸法最早见于文字记载的是《左传》。成公十年（公元前 581 年），晋景公病，延秦国太医令医缓来诊，医缓说："疾不可为也，在肓之上，膏之下，攻之不可，达之不及，药不至焉。"这里所说的"攻"即灸法，"达"即针刺。春秋时期的孟轲（公元前 372—前 289 年）在《孟子·离娄·桀纣章》中说："今之欲王者，犹七年之病，求三年之艾也。"这句话虽然是比喻其他事体的，但也可以看出那时候就已经知道七年的久病，必求三年的陈艾了。比他稍晚一点的《庄子·盗跖篇》中也提到了灸法。

1974 年，我国文物工作者在湖南长沙马王堆发掘了三号汉墓，在出土的帛书中，记载经脉灸法的就有 3 篇，可能是《黄帝内经》前期的珍贵文献。

在医学专著中，灸法最早见于《黄帝内经·素问·异法方宜论》："北方者，天地所闭藏之域也，其地高陵居，风寒冰冽，其民乐野处而乳食，脏寒生满病，其治宜灸焫，故灸焫者，亦从北方来。"这说明灸法是由北方发明的。

此后历朝各代，随着针灸疗法的发展，出现许多涉及灸法的医学著作。晋代皇甫谧著有《针灸甲乙经》，将针灸并列，同等看待。唐代的孙思邈（约581—682年）著有《备急千金要方》，对灸法阐述尤详，而且大力提倡针灸并用。王焘著的《外台秘要》中专门阐述灸法，而不用针法，可见当时对灸法的重视。宋代王执中著的《针灸资生经》中，关于灸法叙述颇详。明代高武著的《针灸聚英》、杨继洲著的《针灸大成》、李时珍著的《本草纲目》和清代李学川著的《针灸逢源》、吴谦等著的《医宗金鉴·刺灸心法要诀》、廖润鸿编的《针灸集成》等无不注重灸法。

随着灸法的发展，历代也出现了不少专门论述灸法的医学著作。远在公元3世纪，就有曹翕（曹操之孙）编的《曹氏灸方》。4世纪名医葛洪的妻子鲍姑就擅长灸法。唐代有"灸师"这个专业技术职称，还有崔知悌的《骨蒸病灸方》。宋代闻人耆年撰的《备急灸法》，其中就包括22种急性病症的灸法。庄绰著有《膏肓俞穴灸法》，西方子编有《明堂灸经》，还有《外科灸法论粹新书》，元代窦桂芳著有《黄帝明堂灸经》，明代叶广祚撰《采艾编》，清代吴亦鼎著有《神灸经纶》，雷丰校补《灸法秘传》等。

历代以方药著称的医学家们也有许多提倡灸法、使用灸法的。如汉代张机，晋代陈延之，宋代窦材，金元时期李东垣、罗天益，明代汪机、张景岳、龚居中、徐春甫，清代薛立斋、叶天士、陈修园等。特别是有些著作如宋代沈括的《梦溪笔谈》也写到灸法，在一些养生学著作中也有论述灸法的。至于民间，则不分南北，全国各地到处都有人使用。由此可见，灸法在我国各阶层中是被广泛利用的一种治病和保健方法了。

灸法传到日本以后，受到朝野普遍重视，代代相传不绝，他们也有许多关于灸法的专门著作。如《灸法口诀指南》（1685年，著者不详），曲直濑道三著的《秘灸》一卷（年代不明），香川后庵著的《灸点图解》（1756年），后藤银山著的《艾灸通说》（1762年）。明治维新后期，20世纪以来，针灸的运用日益推广，灸法专著陆续出版问世，如原志免太郎著的《灸法医学研究》（1930年），代田文志著的《简易灸法》《灸法杂话》《肺结核灸疗法》，间中喜雄著的《灸与针的效用》《灸穴治疗法》，此外还有《灸法经验漫谈》《斗病和灸法》《灸点新疗法》等。研究论文更如雨后春笋，足以说明灸法应用之广、流传之盛了。

第二章
文学素养的重要性

　　中华民族有悠久的历史，光辉灿烂的文化，高深的哲学意想，优美的文学和完善的语言。两千多年前我们的祖先就从实践中积累了丰富的防病、治病经验，总结了精湛的医学理论，历代都有大量的医学著作出现，共同创造了完整的中医学体系。但由于时代的发展，语言的演变，文字的更易，这些医学著作，和其他的古代文化典籍一样，形成了古文和现代文之分。因此，学习中医没有一定的文学素养，看不懂古典医籍，就不能深入钻研。这是学习针灸的基本功之一，一定要予以重视。

第一节 学习中医与语文的关系

一、医学家多是大文人

祖国医学与文学、哲学、史学有密切关系。因此，古人说："不大儒者不大医。"这个"儒"就是指哲学、史学、文学等古代文化而言。试看历史上的大名医，哪一个不是有学问的人。如汉代张仲景写《伤寒论》；唐代孙思邈写《千金方》；王焘写《外台秘要》；明代李时珍写《本草纲目》；清代陈念祖写《陈修园医书》；吴谦等编撰《医宗金鉴》等，都是大套的著作，既是医学名著，又有一定的文学价值。这种例子，多不胜举。所以，古代的医学、文学同源，文学修养是一个医生修养必要的一部分。

二、大文人能学成医学家

文人学医，特别是一些年龄较大而中途学医的人，往往有很高的成就。这是因为他们有较深的学问，有良好的文化基础。如：晋代皇甫谧四十二岁因病学医，著有《黄帝针灸甲乙经》，为我国第一部针灸专著，一直流传至今。南北朝陶弘景四十二岁学习医药，编有《神农本草经集注》。朱震亨三十岁才开始读《素问》，四十四岁拜罗知悌为师，专攻医学，成为金元四大家之一，著有《丹溪心法》等书。清代沈金鳌四十岁之后致力于医学，写了一部《沈氏尊生书》，共七十二卷。何书田三十三岁弃儒学医，一举成名，为江浙大医。他医文并茂，以文会友，和大政治家林则徐交往，林称赞他："岂徒方技足千古，盛业应归文苑中。"他著有《救迷良方》。江苏武进恽铁樵早期从事文学，四十岁左右开始苦读中医，兼学西医，刻苦自励，孜孜以求，取得了很大的成就。求医者络绎不绝，门庭若市。他还热心教育，办过函授，著述有《论医集》《伤寒论辑义按》等26种之多。清末最后一科进士曹颖甫三十八岁辍仕为医，在上海行道，名噪一时，编著有《经方实验录》等。以上医家事例说明，医学的基础是中国古代的文化，文化底蕴越足，医学上的成就也就越大。

三、著名文人也会编写医书

另外有些不是专业医生的文人，也能编写医书。如唐代大诗人刘禹锡，非常重视民间防治疾病的经验，编有《传信方》。宋代沈括，官至翰林学士，通天文、历法、物理、数学、地质等。他是科学家，又兼晓医药，著有《良方》。后人把大文学家苏轼写的医药杂论《学士方》和《良方》合编为《苏沈良方》。明代王肯堂，江苏金坛人，曾任翰林院检讨等职，后还乡研究医学，用十余年时间编写成《证治准绳》。清代陈梦雷辑《古今图书集成·医部全录》五百二十卷。还有近代人陈璧琉，杭州人，原是《东南日报》

的总编辑，解放初期成为双盲人，由他儿子念医书给他听，他用耳听手写的方式和郑卓人合编了《灵枢经白话解》及《针灸歌赋选解》等医书。

以上都是博览经史、通晓百家的大文人，他们都写成了医学著作，为医学做出了巨大贡献。俗话说："秀才学医生，只要一油灯。"由此看来，"文是基础医是楼"，这句话是很有道理的。

四、学医要重视文学

现在有些人只知学医而不重视文学，虽然长期努力，往往领会不深，成就不大，甚至闹出许多笑话。如有一位医生把"麻黄不宜轻用"误认为是"麻黄要重用"。至于念错字、写错字的更是比比皆是。由于文化程度不高，词汇贫乏，书写病案时，往往词不达意，文理不通，即使有点经验也不会总结，执医多年写不出一篇文章来，有的甚至因文字不通闹出差错事故。

"医古文"就是从古代医学著作中选辑出来的医学文章，文字精练，言简意赅。许多医论、医案、医话、医书的序文、医家传记等，都是很好的"医古文"，但语法有别，文字深奥，如果不专门学习，文学素养又不深，就不易看懂。有些甚至令人望而生畏，知难而退，甚至产生厌恶情绪。

经验证明，学医必须有高深的文化基础。特别是学习祖国医学,更要有一定的文学素养,才能直接阅读古典医籍,才能领会其真谛。因此,古文是学习中医的良好工具,古文是打开祖国医学宝库的金钥匙。"磨刀不误砍柴工",要学好中医,首先要学好古文,这是有成就者的普遍的成熟经验,决不允许忽视。我们学习古文,主要是为了学习中医药学,阅读古典医籍,从中吸取精华。所以,迅速提高词义理解能力和阅读能力为首要任务。那么如何学好医古文呢?我们认为必须做好以下几个方面。

第二节　如何学习医古文

一、培养爱好古文的兴趣

　　"古文",也称为"文言文"。依现在统一的说法,古文是古代汉语的一个组成部分,具体指"以先秦口语为基础的古代书面语"。它包括唐代古文运动以后,以唐、宋八大家为代表的仿古之作;也包括历代诗、词、歌、赋、散文等多种体裁的古典文学作品。学习古文不但可以增长哲学、历史等各门知识,也是一种艺术享受。好的文章念起来抑扬顿挫,琅琅上口,铿锵和谐,悦耳动听,令人百读不厌,其味无穷。深入钻研,反复吟诵,能陶冶人的性情,提高人的思想修养和文学素质;还能使人心境开朗,怡然自得,有一种优美的感觉。常见一些老文人闭目养神,口诵心维,吟哦诗文，既是温习，又是娱乐。读一些古文，不但可以丰富语言、词汇，增加成语、典故的运用能力，更是学好医学的良好基础。有了它，学习中医就会理解得更深刻，更容易掌握。要达到这个目的，非得下功夫多读书不可，刚开始略有艰难，但是过关之后，就是平坦的大道。入门之后，尝到甜头，自然就会产生兴趣了，以后再登堂入室也不是难事。

二、学习文言基础知识

文言是先秦时期的书面语言，两千多年来一直沿用。虽然历代有些变化，但基本还是仿古的。到"五四运动"后才有了现代白话文。所以要读懂文言文，必须学会一些文言语法知识。但是也不要太专门、太深奥、太细致。只要从阅读文言文的实际需要出发，着重分析常见的语法、词汇，以文带法，文法结合就可以了。例如：文言的字和词，实词和虚词，语法和音韵等，各学习一些例子，领会其基本概念就行了。主要方法是多读范文，从中吸取营养，慢慢地就掌握文言文的基础知识了。此外，工具书也很重要，如《中国历史年代简表》《汉语词典》《辞源》《中国医学大辞典》《中国药学大辞典》《针灸辞典》等，也应具备。

三、背诵和牢记

学习古文和医古文为什么要背诵呢？这也和学习医学知识一样，如果只是理解大意，一到临床还是不会应用。所以必须牢记。要牢记，就得熟读，熟读到能够背诵才行。背诵有助于深入理解，有助于更扎实地学好医学基础知识，这也是作好临床工作的重要条件。

常见歌唱家能连续演唱几十首不同内容、不同曲调的歌曲；戏剧演员能唱很长一段台词，一字不差；山东快书一口紧接一口，描述各种人物形象和复杂的故事情节，真让人佩服他们的记忆力，羡慕他们的本领。我们中医在临证时，如果也能这样熟练地背出理、法、方、药等基本知识，那么一定会辨证准确，用药中肯，取穴精到，提高医疗效果。

经验证明，学习古文不像看小说那样，一读即过，领悟大意而已。学习医古文必须强调牢记，下硬功夫，定期早读，坚持夜课。要选好课文，分节分段，反复朗诵，读熟一段，再读一段，难读的句要连念数十遍。每天要从一篇文章的头读起，熟的一念即过，到不熟的地方再逐句攻。要达到滚瓜烂熟，脱口而出，能够背诵的程度，才能为我所用。这样不能算"死"读书，这是先"死"读而后活用的必由之路。

关于背诵的问题，笔者在"文革"期间曾请教过一位长期被批斗正在劳改的著名老中医、老教授，他语重心长而又含蓄地说："虽不强调背诵，但要'记住'，如汤头、脉诀、药性等等。熟记之后，心中了然，应用方便，一举两得，何乐而不为乎？"至今我还在想这句话，"要记住"，不多读，不背诵，如何记得牢呢？所以，还是非熟读牢记不可。俗话说"拳不离手，曲不离口"，锲而不舍，持之以恒，坚持下去，必有心得。只要多读书，一定会达到"熟读深思妙自知"的境地。可惜现今的中医学生把大量的时间花在理解性的知识上，真正下功夫读古书的人太少了！

古往今来，凡是在学术上有成就的人，都是下大功夫苦学的人。"书山有路勤为径，学海无涯苦作舟"，这是至理名言。但是背诵也要掌握技巧。汗牛充栋的文学书和浩瀚的医籍，一一成诵，万不可能。据《四库全书》总目记载，重要的医书就有2 498卷，只是书名也不好记住。所以，要分清主次，选择重要篇章作为必读课，或者摘出名句、精词、嘉言，然后攻读，日久见功，不能贪多求快，好高骛远。如果不加选择，见书就读，反而浪费时间，其结果是丢掉纲领，抓住末节，费工大，收效微。

在攻读的时候，要眼看、口念、耳听、心想四结合，即所谓"口而诵，心而维"。这样，效果既快又好。孔子说："学而不思则罔，思而不学则殆"，就是主张学与思维相结合的读书方法。因为只读书而不思考，就辨不清是非，容易上当受骗，成为本本主义，只是思考而不读书，问题仍然疑惑不解。同时，还要分析课文，掌握行文规律，注意音韵，运用联想和对比，分析异同之处。记住层次，就不至于杂乱无章，张冠李戴，把书背串了。青年时代是黄金时代，要下功夫读书。宋代朱熹写过一首诗："少年易老学难成，一寸光阴不可轻，未觉池塘春草梦，阶前梧叶已秋声。"机会万万不可错过，只有认真读书才会成为有学问的人。

读熟之后还要常常温习，才不至于忘却。孔子说："学而时习之"，"温故而知新"，就是学会之后还要不断温习。所谓"学之时有限，习之时无穷"，温习旧课可以巩固记忆，加深理解，开阔思路，就是增加新知了。

四、如何选读医古文

历代医药学家，大都是医文兼优，他们把毕生的经验，用文字总结出来，行文用语非常简练，特别是对必读之处往往取其精华，以诗、词、歌、赋形式编成文章，押韵合辙，便于背诵。如《药性赋》《濒湖脉学》《汤头歌诀》《十四经穴分寸歌》《标幽赋》等，都是初学者应练的基本功。

中医的经典《黄帝内经》有许多篇章都是有韵律很好

的文章;《伤寒论》中的条文，文字精练，言简意赅;《医宗金鉴》更善于以诗句概括。这些都是中医必读的书。此外，有些医书序文、医德、医论、医案、医话等，也应该选读。

在选读历代医学文章的时候，从体裁上要照顾到诗、词、歌、赋、散文等，从内容上药物、方剂、诊断、内科、针灸、气功等都要读一些，养生保健方面也不容忽视。选读这些文章有一举两得之妙，既学习了文学，提高了阅读医古文的能力，又学会了医学知识。这样费力小，收效大，何乐而不为呢？在青年时代，一旦读熟，则终身难忘。不但临床应用时判处方药可以左右逢源；讲起课来亦可滔滔不绝，出口成章；写起文章来知识渊博，可以引经据典，信手拈来。如果能使大多数中医都能成为能写、善讲、会看病的全面手，对继承和发扬祖国医学遗产，是有很大好处的。如果有条件，或者有深入研究的必要，还可以扩大范围，博览群籍。如先秦诸子、汉赋唐诗、历代散文等。

总之，经验证明，学好古文或医古文，是学好祖国医学必备的先决条件。中国有句古话说得好，"欲诣扶桑，无舟莫适"。若将中医比作扶桑，古文就是行舟。可见古文与中医关系的密切了。但是，现在有些学习祖国医学的人，不注意文学，囿于一时行舟，浮光掠影，浅尝辄止。与古人锲而不舍、坚韧不拔的好学精神，两相比较，则有天壤之别。也有些人想提高文学知识而不知从何下手。"临渊羡鱼，不如退而结网"。在当今中医学的学习过程中，尤其应该重视提高中国古代文学的修养。愿中医界同仁，能以古代医家为楷模，认真学习，刻苦读书，这样才能后来居上，青出于蓝而胜于蓝。

第三章
掌握基础知识

　　本章是全书的核心和重点，包括背诵歌诀、划经点穴、练习针法和练习灸法，应该重点记忆和掌握。要勤读勤背，多学多练，才能为日后的工作打下坚实的基础。

第一节　背诵歌诀

一、背诵歌诀是学习针灸的必由之路

中医学历史悠久，内容丰富，著作浩瀚。初学者往往望洋兴叹，不知从何下手。然而，从历代名家和自学成材者的学医经历来看，他们大都是下功夫苦读背诵，博览群书而成功的。所以背诵是中医传统教学方法之一，千万不可忽视！

针灸医学的内容非常丰富，特别是经穴部分要占绝大篇幅，如十四经脉的循行路线、病候和数百个穴道的分寸部位以及各种特要穴，另外还有许多治疗验方。卷帙浩繁，种类很多，不易记忆。初学者往往感到茫无涯际，不知从何入门。其实，历代医学家经过千百年的临床实践和教学经验，早已把它分类归纳，撮其精华，编成韵语、口诀或歌赋形式。它们文字简练，词略义广，便于诵读，易于记忆，而且概括性强，实用价值大，加上其文气流畅，铿锵和谐，念起来朗朗上口，悦耳动听，一旦念熟就会长期不忘。尤其是在青少年时代把它读熟，能够背诵如流，就会终生牢记，临床使用时便能脱口而出，左右逢源，准确地拟出配方、找到穴位。

临床医生使用针灸歌诀，犹如演员登场歌唱、相声家说白语一样，必须熟记，要能够背诵，说来就来，从容流利，出口成词。否则临用时胸无成竹，茫然失措，再查书本那就来不及了。因此必须重视基本功的锻炼，把各种常用的歌诀读熟，给临床应用打下良好基础，其中十四经穴分寸歌尤为重要。

二、为什么要先背诵十四经分寸歌

十四经穴在针灸学中占很大篇幅，是针灸学最重要的部分。临床上不论针刺、艾灸，都必须在一定的经穴上施行。然而十四经穴分布于周身，错综复杂，只靠讲解或阅读不易记牢。如果零散记，则杂乱无章，往往学前忘后，费力大而收效小；有人即便通过穴位名称的歌诀强记住穴名，还是不知道所在部位和分寸；即便知道穴名和部位，不知该穴归哪一经，还是掌握不了经穴的主治原则，也就不会循经取穴。因此，必须先熟读十四经穴分寸歌，把经脉循行和穴位系统地搞清楚，有了这个基础，其他治疗歌诀就好读了。

此外，背诵歌诀要有主次，要抓住最紧要的，要选择少而精的，勿贪大喜多，这样才能收到事半功倍的效果。以十四经分寸歌为例，如果读会十四经分寸歌，不但熟悉了全身穴位的名称，同时也对经脉在体表循行的路线有了概念，并且给循经取穴打下了良好的基础，也易于掌握经穴的共性，即经穴的主治原则。读会本歌诀，就能代替《脏腑十二经穴起止歌诀》《十四经脉循行歌》《十四经穴总歌》和《周身经穴赋》，不但条理清晰，不易混乱，而且一举多得，省时省力，收效巨大。因此，读歌诀一定要善于选择，抓住重点，不能见歌就读。

三、怎样读十四经分寸歌

读十四经穴分寸歌要苦读巧读，最好在每天清早，如同读古典文学、诗词、外语、台词一样，高声朗诵，眼看耳听，心领神会，高声念一遍等于默念数遍。这就叫"朗读法"，要逐句、逐段、逐经地念下去。也就是逐句攻、分段读，按章节，有条不紊地依次读熟。只要下工夫去读，大约经过三四周，就能把十四篇经穴分寸歌读得滚瓜烂熟，快速流利。最后要达到的标准是：随时随地都能出口成歌。凡指出来一条经脉，就能有次序地背出本经的穴名和分寸；指出一个穴名要会背出本穴的一句口诀，并指出分寸部位；指出一个穴名能答出归哪一经，是否什么"特要穴"。

具体方法是，念会上句再念下句，念会上段再念下段，念会一经再念一经，每天早上都要从头念起，熟悉的要开快车一念就过，到生的地方再努力"攻"。生句绕口之处，要连念数十遍，念熟了再往前念。总之，不厌百遍千遍地大声念下去，最后达到能背诵的程度。这就叫"循环往复背诵法"。先"死读"而后就能活用了。读歌诀时首先要理解歌词的意思。对生字的读音要查字典读准确；对名词术语要理解；还要知道哪是本经的穴道，哪是借用别经穴名，用来说明本经穴道分寸位置的。凡是本经穴名下要划个记号，以示为本经穴名的标志；"特要穴"也可以划记号。还要注意经脉循行的起止、转折、通关过节之处，以便了解经脉的循行路线。读完分寸歌，再通过实际划经点穴，就能掌握全身的主要经脉、穴名、部位、分寸了。然后再把十二经脉、十五络脉、奇经八脉、十二经别、十二经筋、十二皮部的内外循行、属络、联系、分支、交接、交叉之处，细细阅读，反复描画，切实熟记。这样就能全面了解复杂的经络系统了。所以，必须下一番苦功把它读熟。其次再读特要穴歌诀和治疗歌诀。这些歌诀都比较顺口，有的篇幅很短，有了十四经穴分寸歌的基础，就很容易读，容易记了。

读歌诀要持之以恒，朝斯夕斯，心承口诵。功夫下到，自然有成。即便读熟之后也要不时地温习，反复吟哦，才能巩固。所谓"歌诀不厌千遭读，熟读深思妙自知"。读歌诀要付出辛勤劳动，才能练得过硬的功夫。要学白居易"苦学力文，不遑寝息，口舌生疮，手肘成胝"的精神；要有"头悬梁，锥刺股"的勇气。读歌诀也可以和练针结合起来，作到"针不离手，歌不离口"，同时进行，节约时间。也可以将默读、默写和朗诵结合起来，默读便于思索；抄写可以加深理解；朗读有助记忆。"世上无难事，只要肯登攀"。古往今来，凡是在学术上有成就的人，都是苦读苦学得来的。好逸恶劳，不动脑子，终将虚度年华，一事无成。须知"书山有路勤为径，学海无涯苦作舟"，这就是读书的最好方法，也是我们练习针灸基本功的最好方法。

学习中医其他各科也不例外，都需要熟读歌诀和主要经文。如：脉诀、药性、汤头，属于初学者必读之歌诀；再进一步要读《内经》《难经》《伤寒》《金匮》等的重要条文，多多益善，量力选读，以精为要，以熟为贵。精读熟记之后，在临床应用时便知其要妙之处了。千万不能认为这是死读书而走"捷径"，取"巧法"，只求当时理解而不求熟记。这样一则记忆不能持久，二则临床应用时不知确切，便茫然无所措了。望学者留意，身体力行，就能明辨巧拙，真正体会"书到用时方恨少，事非经过不知难"之义。

四、十四经脉穴位分寸歌及图示

（一）手太阴肺经穴位分寸歌

（左右各 11 穴）（图3-1）

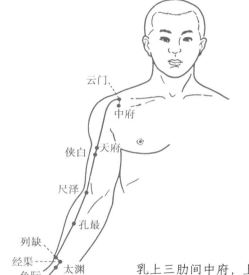

视频 1
手太阴肺经划
经点穴

视频 2
手太阴肺经刺
灸要领

图3-1 手太阴肺
经穴位

乳上三肋间中府，上行云门一寸许，
云在璇玑旁六寸，天府腋三动脉求，
侠白肘上五寸主，尺泽肘中约纹是，
孔最腕后七寸拟，列缺腕上一寸半，
经渠寸口陷中取，太渊掌后横纹头，
鱼际节后散脉里，少商大指内侧端，
鼻衄喉痹刺可已。

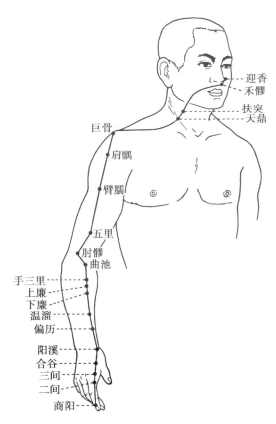

图 3-2　手阳明大肠经穴位

视频 3
手阳明大肠经
划经点穴

视频 4
手阳明大肠经
刺灸要领

商阳食指内侧边，二间寻来本节前，

三间节后陷中取，合谷虎口歧骨间，

阳溪腕上筋间是，偏历腕后三寸安，

温溜腕后去五寸，池前四寸下廉看，

池前三寸上廉中，池前二寸三里逢，

曲池屈肘纹头尽，肘髎大骨外廉近，

大筋中央寻五里，肘上三寸行向里，

臂臑肘上七寸量，肩髃肩端举臂取，

巨骨肩尖端上行，天鼎扶下一寸真，

扶突人迎后寸五，禾髎水沟旁五分，

鼻翼中点外迎香，大肠经穴是分明。

（左右各 45 穴）（图 3-3）

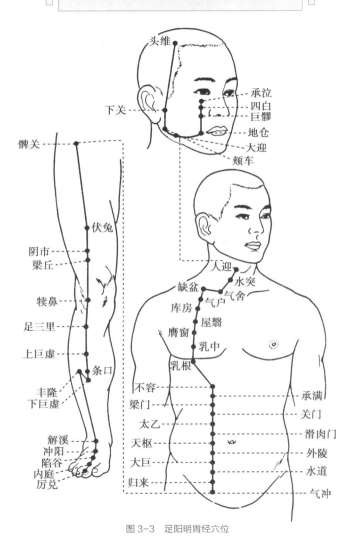

图 3-3　足阳明胃经穴位

胃之经兮足阳明，承泣目下七分寻，
四白目下方一寸，巨髎鼻孔旁八分，
地仓挟吻四分近，大迎颔前寸三分，
颊车耳下曲颊陷，下关耳前颧弓下，
头维神庭旁四五，人迎喉旁寸五真，
水突筋前迎下在，气舍突下穴相承，
缺盆舍外锁骨上，相去中线四寸明，
气户锁骨下缘取，库房屋翳膺窗近，
均隔寸六到乳头，乳中正在乳头心，
次有乳根出乳下，第五肋间细扪循，
不容巨阙旁二寸，以下诸穴与君陈，
其下承满与梁门，关门太乙滑肉门，
上下一寸无多少，共去中行二寸寻，
天枢脐旁二寸间，枢下一寸外陵安，
枢下二寸大巨穴，枢下三寸水道全，
水下一寸归来好，共去中行二寸边，
气冲归来下一寸，髀关髂下对承扶，
伏兔膝上六寸是，阴市膝上方三寸，
梁丘膝上二寸记，膝髌陷中犊鼻存，
膝下三寸三里至，胫外一指需细温，
膝下六寸上廉穴，膝下八寸条口位，
膝下九寸下廉看，条口之旁丰隆系，
却是踝上八寸量，解溪跗上系鞋处，
冲阳跗上五寸唤，陷谷跖趾关节后，
内庭次趾外间陷，厉兑大次趾外端。

视频 5
足阳明胃经划
经点穴

视频 6
足阳明胃经刺
灸要领

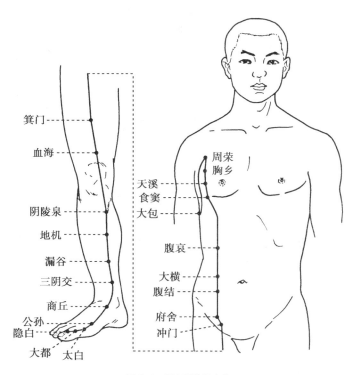

箕门

血海

阴陵泉

地机

漏谷

三阴交

商丘

公孙

隐白

大都　太白

周荣
胸乡

天溪
食窦
大包

腹哀

大横
腹结

府舍
冲门

图 3-4　足太阴脾经穴位

视频 7
足太阴脾经划
经点穴

视频 8
足太阴脾经刺
灸要领

大趾内侧端隐白，节前陷中求大都，

太白节后白肉际，节后一寸公孙呼，

商丘踝前下陷逢，踝上三寸三阴交，

踝上六寸漏谷是，阴陵下三地机朝，

胫髁起点阴陵泉，血海膝髌上内廉，

箕门穴在股肌尾，冲门曲骨旁三五，

冲上七分府舍求，舍上三寸腹结算，

结上寸三是大横，却与脐平莫胡乱，

建里之旁四寸处，便是腹哀分一段，

中庭旁六食窦穴，膻中去六是天溪，

再上一肋胸乡穴，周荣相去亦同然，

大包腋下有六寸，渊腋之下三寸悬。

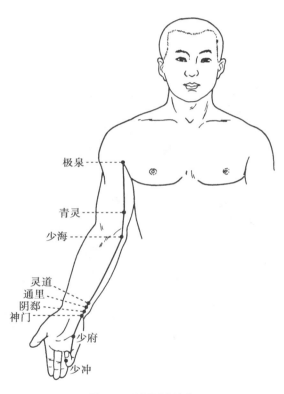

极泉

青灵

少海

灵道
通里
阴郄
神门

少府

少冲

图3-5 手少阴心经穴位

视频 9
手少阴心经划
经点穴

视频 10
手少阴心经刺
灸要领

少阴心起极泉中，腋下筋间动脉凭，
青灵肘上三寸觅，少海屈肘横纹头，
灵道掌后一寸半，通里腕后一寸同，
阴郄去腕五分地，神门肌腱桡侧逢，
少府小指本节后，小指内侧是少冲。

（六）手太阳小肠经穴位分寸歌

（左右各 19 穴）（图 3-6）

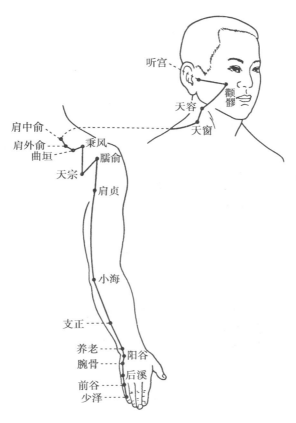

图 3-6　手太阳小肠经穴位

视频 11
手太阳小肠经
划经点穴

视频 12
手太阳小肠经
刺灸要领

小指端外为少泽，前谷外侧节前觅，

节后捏拳取后溪，腕骨腕前骨陷侧，

锐骨下陷阳谷讨，腕后高突翻养老，

支正腕后五寸量，小海肘髁鹰嘴中，

肩贞腋上一寸寻，臑俞贞上冈下缘，

天宗秉风下窝中，秉风冈上举有空，

曲垣冈端上内陷，外俞陶道三寸从，

中俞二寸大椎旁，天窗扶突后陷详，

天容耳下曲颊后，颧髎面鸠锐端量，

听宫耳中大如菽，此为小肠手太阳。

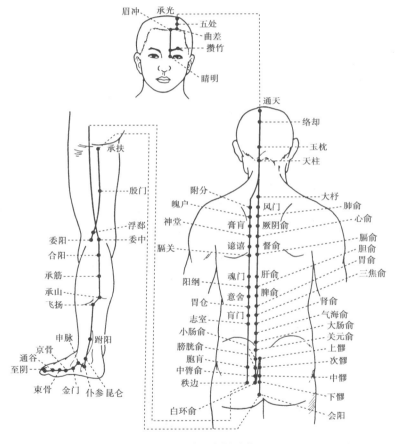

图3-7 足太阳膀胱经穴位

足太阳是膀胱经，目内眦角始睛明，
眉头头中攒竹取，眉冲直上旁神庭，
曲差入发五分际，神庭旁开寸五分，
五处旁开亦寸半，细算却与上星平，
承光通天络却穴，相去寸五调匀看，
玉枕挟脑一寸三，入发三寸枕骨取，
天柱项后发际中，大筋外廉陷中陷，
自此夹脊开寸五，第一大杼二风门，
三椎肺俞厥阴四，心五督六椎下治，
膈七肝九十胆俞，十一脾俞十二胃，
十三三焦十四肾，气海俞在十五椎，
大肠十六椎之下，十七关元俞穴推，
小肠十八胱十九，中膂俞穴二十椎，
白环廿一椎下当，以上诸穴可推详，
更有上次中下髎，一二三四骶后孔，
会阳阴尾尻骨旁，背部二行诸穴详，
又从臀下横纹取，承扶居下陷中央，
殷门扶下方六寸，浮郄委阳上一寸，
委阳腘外两筋乡，委中穴在腘纹中，
背部三行再细详，又从脊上开三寸，
第二椎下为附分，三椎魄户四膏肓，
第五椎下神堂尊，第六谚语膈关七，
第九魂门阳纲十，十一意舍之穴存，
十二胃仓穴已分，十三肓门端正在，
十四志室不须论，十九胞肓廿一秩边，
委中下二寻合阳，承筋合阳之下取，
穴在腨肠之中央，承山腨下分肉间，
外踝七寸上飞扬，跗阳外踝上三寸，
昆仑后跟陷中央，仆参跟下脚边上，
申脉踝下五分张，金门申前墟后取，
京骨外侧骨际量，束骨本节后肉际，
通谷节前陷中强，至阴却在小趾侧，
太阳之穴始周详。

视频 13
足太阳膀胱经
划经点穴

视频 14
足太阳膀胱经
刺灸要领

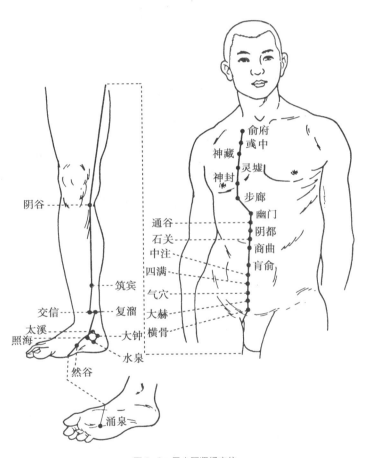

图 3-8　足少阴肾经穴位

视频 15
足少阴肾经划
经点穴

视频 16
足少阴肾经刺
灸要领

足掌心中是涌泉，然谷踝前大骨边，

太溪踝后跟腱前，大钟溪下五分见，

水泉溪下一寸觅，照海踝下一寸安，

复溜踝上前二寸，交信踝上二寸连，

二穴只隔筋前后，太阴之后少阴前，

筑宾内踝上腨分，阴谷筋内两筋间，

横骨大赫并气穴，四满中注亦相连，

五穴上行皆一寸，中行旁开半寸边，

肓俞上行亦一寸，俱在脐旁半寸间，

商曲石关阴都穴，通谷幽门五穴缠，

上下俱是一寸取，各开中行半寸间，

步廊神封灵墟穴，神藏彧中俞府安，

上行寸六旁二寸，穴穴均在肋隙间。

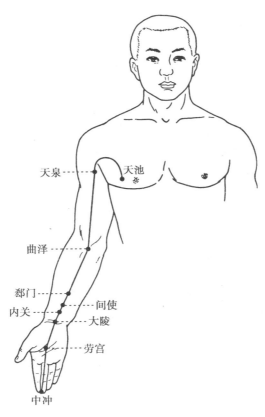

图3-9　手厥阴心包经穴位

视频 17
手厥阴心包经
划经点穴

视频 18
手厥阴心包经
刺灸要领

心包穴起天池间，乳后旁一腋下三，
天泉曲腋下二寸，曲泽肘内横纹端，
郄门去腕方五寸，间使腕后三寸安，
内关去腕止二寸，大陵掌后两筋间，
劳宫屈中指间取，中冲中指之末端。

（十）手少阳三焦经穴位分寸歌

（左右各23穴）（图3-10）

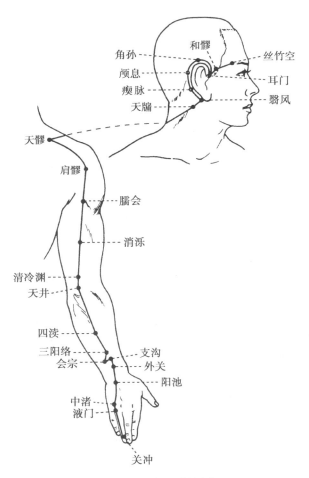

图3-10 手少阳三焦经穴位

视频 19
手少阳三焦经
划经点穴

视频 20
手少阳三焦经
刺灸要领

无名指外端关冲，液门小次指陷中，

中渚液门上一寸，阳池手表腕陷中，

外关腕后方二寸，腕后三寸支沟容，

支沟横外取会宗，空中一寸用心攻，

腕后四寸三阳络，四渎肘前五寸着，

天井肘外大骨后，骨隙中间一寸摸，

肘后二寸清冷渊，消泺对腋臂外落，

臑会肩前三寸量，肩髎臑上陷中央，

天髎宓骨陷内上，天牖天容之后旁，

翳风耳垂后方取，瘈脉耳后鸡足张，

颅息亦在青络上，角孙耳廓上中央，

耳门耳缺前起肉，和髎耳前锐发乡，

欲知丝竹空何在，眉后陷中仔细量。

（十一）足少阳胆经穴位分寸歌

（左右各 44 穴）（图 3-11）

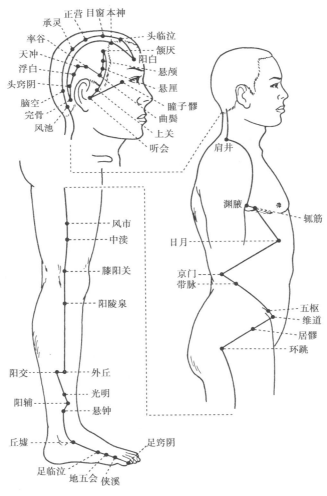

图 3-11　足少阳胆经穴位

外眦五分瞳子髎， 耳前陷中听会绕，

上关颧弓上缘取， 内斜曲角颔厌照，

悬颅悬厘等分取， 曲鬓角孙前寸标，

入发寸半率谷穴， 天冲率后五分交，

浮白下行一寸是， 乳突后上窍阴找，

完骨乳突后下取， 本神庭旁三寸好，

阳白眉上一寸许， 临泣入发五分考，

目窗正营及承灵， 一寸一寸寸半巧，

脑空池上平脑户， 风池耳后发际标，

肩井大椎肩峰间， 渊腋腋下三寸然，

辄筋渊腋前一寸， 日月乳下三肋间，

京门十二肋骨端， 带脉平脐肋下连，

五枢髂前上棘前， 前下五分维道还，

居髎髂前转子取， 环跳髀枢宛中陷，

风市垂手中指寻， 中渎膝上五寸陈，

阳关阳陵上三寸， 骨头前下阳陵存，

阳交外丘骨后前， 均在踝上七寸循，

踝上五寸光明穴， 踝上四寸阳辅临，

踝上三寸悬钟是， 丘墟外踝前下真，

节后筋外足临泣， 地五会在筋内存，

关节之前侠溪至， 四趾外端足窍阴。

视频21
足少阳胆经划
经点穴

视频22
足少阳胆经刺
灸要领

（十二）足厥阴肝经穴位分寸歌

（左右各 14 穴）（图 3-12）

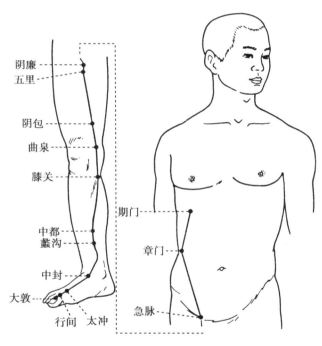

图 3-12　足厥阴肝经穴位

视频 23
足厥阴肝经划
经点穴

视频 24
足厥阴肝经刺
灸要领

足大趾端名大敦，行间大趾缝中存，

太冲本节后寸半，踝前一寸号中封，

蠡沟踝上五寸是，中都踝上七寸中，

膝关犊鼻下二寸，曲泉屈膝尽横纹，

阴包膝上方四寸，气冲下三足五里，

阴廉冲下有二寸，急脉阴旁二寸半，

章门直脐季肋端，肘尖尽处侧卧取，

期门又在乳直下，六肋间隙无差矣。

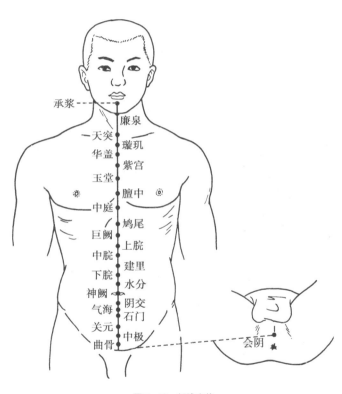

图 3-13　任脉穴位

视频 25
任脉划经点穴

视频 26
任脉刺灸要领

任脉会阴两阴间，曲骨毛际陷中安，
中极脐下四寸取，关元脐下三寸连，
脐下二寸石门是，脐下寸半气海全，
脐下一寸阴交穴，脐之中央是神阙，
脐上一寸为水分，脐上二寸下脘刊，
脐上三寸名建里，脐上四寸中脘计，
脐上五寸上脘在，巨阙脐上六寸步，
鸠尾脐上七寸量，中庭膻下寸六取，
膻中却在两乳间，膻上寸六玉堂主，
膻上紫宫三寸二，膻上四八华盖举，
璇玑膻上六寸四，玑上一寸天突取，
廉泉结上舌本下，承浆颐前唇下处。

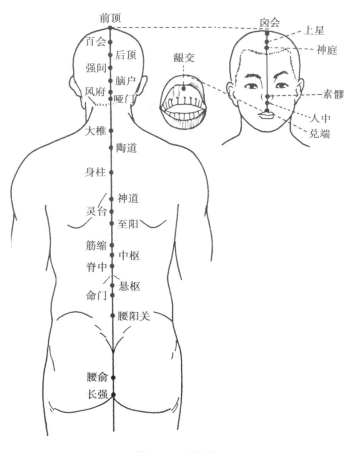

图3-14 督脉穴位

视频 27
督脉划经点穴

视频 28
督脉刺灸要领

尾闾骨端是长强，二十一椎腰俞当，

十六阳关十四命，十三悬枢脊中央，

十一椎下寻脊中，十椎中枢穴下藏，

九椎之下筋缩取，七椎之下乃至阳，

六灵五神三身柱，陶道一椎之下乡，

一椎之上大椎穴，上至发际哑门行，

风府一寸宛中取，脑户二五枕上方，

发上四寸强间位，五寸五分后顶强，

七寸百会顶中取，耳间之上发中央，

前顶前行八寸半，前行一尺囟会量，

一尺一寸上星会，入发五分神庭当，

鼻端准头素髎穴，水沟鼻下人中藏，

兑端唇尖端上取，龈交齿上龈缝里。

五、十四经简要穴分寸歌

第1版出版之后，有读者提出，十四经歌诀比较难记。为使读者节省时间和较快掌握，我们精简出187穴，编了十四经简要穴分寸歌，共187句，1 309个字，涵盖了各种要穴，更方便记忆和临床使用。如肯下功夫，约半月时间就能背诵了。两种分寸歌，可根据自己能力选读，只需背诵一种即可（如果是针灸专业的医生，还是建议背诵完整版）。

（一）手太阴肺经（选6穴）

中府乳上三肋间，却距中行六寸观。

本经下行循臂内，尺泽肘中腱外廉。

列缺腕上一寸半，太渊掌后横纹尖。

鱼际节后散脉里，少商大指内侧端。

（二）手阳明大肠经（选10穴）

商阳食指内侧边，本节之后寻三间。

歧骨之前取合谷，偏历交叉中指端。

曲池曲肘纹头尽，肘髎穴在肱外廉。

臂臑肘上七寸量，肩髃肩端举臂陷。

扶突人迎后寸五，迎香鼻旁纹中探。

（三）足阳明胃经（选22穴）

胃之经兮足阳明，承泣瞳下眶上缘。

地仓挟吻四分近，颊车耳下曲颊陷。

下关颧骨弓中取，头维神庭旁四半。

人迎喉旁一寸五，锁骨陷窝是缺盆。

下行乳根出乳下，中脘旁二取梁门。

天枢脐旁开二寸，枢下三寸水道安。

再下一寸归来穴，股上尺二找髀关。

伏兔膝上六寸是，梁丘膝上二寸间。

膝膑陷中犊鼻存，膝下三寸三里全。

膝下八寸条口位，条口之旁丰隆看。

解溪跗上筋间取，内庭次趾外间陷。

厉兑次趾之外端。

（四）足太阴脾经（选12穴）

大趾甲内端隐白，节后一寸公孙唤。

商丘踝前陷中找，踝上三寸三阴交。

膝下内侧阴陵泉，血海膝膑上内廉。

箕门要在鱼腹取，冲门穴在横骨端。

脐旁四寸是大横，膻中去六天溪安。

再上二肋周荣穴，腋下六寸大包全。

（五）手少阴心经 _(选6穴)

少阴心起极泉中，少海肘后五分定。

通里腕后只一寸，神门掌后锐骨逢。

少府掌内本节后，小指内侧是少冲。

（六）手太阳小肠经 _(选10穴)

小指端外为少泽，节后握拳后溪量。

支正腕后正五寸，小海肘端五分当。

腋后缝上取肩贞，天宗秉风骨下详。

秉风肩上缝隙处，曲垣曲胛肩冈上。

天容耳下曲颊后，听宫耳前陷中央。

（七）足太阳膀胱经 _(选38穴)

足太阳是膀胱经，目内眦角始睛明。

眉头头中攒竹取，百会前外通天迎。

百会后外络却穴，天柱项后发际中。

自此夹脊开寸五，第一大杼二风门。

三椎肺俞五心俞，膈七肝九十胆俞。

十一脾俞十二胃，十三三焦十四肾。

大肠十六胱十九，白环廿一椎边求。

骶骨四孔八髎穴，上次中下仔细究。

又从脊上开三寸，第二椎下为附分。

四椎之旁取膏肓，十二椎下寻胃仓。

十四椎旁志室穴，二十一椎秩边详。

又从臀下横纹取，承扶就在陷中央。

殷门扶下方六寸，委中膝腘正中藏。

承山腨下分肉间，外踝七寸上飞扬。

昆仑外踝后陷中，申脉踝下肉边上。

金门申前陷窝取，京骨外侧骨际量。

至阴却在小趾侧，足太阳经始周详。

（八）足少阴肾经（选10穴）

足掌心中是涌泉，然谷踝前大骨边。

太溪踝后大筋前，照海踝下陷中安。

复溜踝上二寸取，阴谷膝下内辅边。

循股内后达耻骨，旁开五分横骨见。

神阙之外取肓俞，膻中旁二神封现。

俞府璇玑离二寸，少阴肾经到此完。

（九）手厥阴心包经（选7穴）

心包穴起天池间，乳后旁一腋下三。

曲泽肘中腱内取，间使腕后三寸安。

内关去腕只二寸，大陵掌后两筋间。

劳宫屈指掌中取，中冲中指之末端。

（十）手少阳三焦经（选12穴）

无名指外端关冲，阳池手表腕陷中。

外关腕后方二寸，腕后三寸支沟容。

天井肘尖后一寸，臑会肩前三寸迎。

肩髎臑上陷中取，天髎天容后正中。

翳风耳垂角尖陷，角孙按耳正中峰。

耳门屏上缺口前，眉梢头外丝竹空。

（十一）足少阳胆经（选18穴）

外眦五分瞳子髎，耳前陷中听会绕。

提耳下按率谷穴，耳后高处完骨找。

风池耳后发际陷，肩井肩上陷解中。

渊腋腋下三寸是，日月乳下二肋逢。

十二肋端是京门，屈髋腱外居髎名。

环跳髀枢宛中陷，风市垂手中指顶。

阳陵膝下腓头前，外丘外踝七寸迎。

踝上五寸光明穴，踝上三寸是悬钟。

丘墟踝前陷中找，次趾外侧窍阴定。

（十二）足厥阴肝经（选9穴）

足大趾端名大敦，行间大次缝中存。

太冲本节后寸半，蠡沟踝上五寸寻。

曲泉曲膝纹头上，阴包膝上方四寸。

急脉阴旁二寸半，章门直脐季肋端。

期门穴在乳直下，本位六七肋骨间。

（十三）任脉（选12穴）

任脉会阴两阴间，曲骨毛际陷中安。

中极脐下四寸取，关元脐下三寸连。

脐下寸半气海穴，脐之中央是神阙。

脐上一寸为水分，脐上四寸中脘列。

膻中正在两乳间，天突颈前陷中窝。

颌下结上是廉泉，承浆穴在唇下过。

（十四）督脉（选15穴）

尾闾骨端是长强，二十一椎腰俞当。

十六阳关十四命，七椎之下乃至阳。

六灵五神三身柱，陶道一椎之下乡。

一椎之上大椎穴，上至发际哑门行。

风府脑后宛中取，百会头顶正中央。

入发一寸上星会，水沟鼻下人中藏。

六、常用的腧穴定位比较记忆

入前发际 0.5 寸：神庭、眉冲、曲差、头临泣、本神、头维。

第四间隙中：膻中、神封、乳中、天池、天溪、辄筋、渊腋。

平脐一周：神阙、肓俞、天枢、大横、带脉。

平第一胸椎棘突下：陶道、大杼、肩外俞。

平第二骶后孔：次髎、膀胱俞、胞肓。

平腕横纹：太渊、大陵、神门、阳溪、阳池、阳谷。

踝关节一周：解溪、中封、商丘、太溪、昆仑、丘墟。

同一条经脉穴位在同一水平线：丰隆／条口；阳交／外丘；委中／委阳；交信／复溜；支沟／会宗；眉冲／曲差。

第二节　划经点穴

读熟歌诀之后，记住了经穴的名称和大致部位，这还不够准确，还必须在人体上划经点穴，才能确实掌握穴道的分寸部位。因此，划经点穴也是个不可忽视的重要环节。常见有些学习针灸的人，歌诀背得很熟，就是不会实际点穴，或者找不准确。虽然有书本、挂图、模型，但究竟不是人体，所以要真正掌握这门知识，就必须在熟读歌诀的基础上，在自己身上或别人身上反复点划，最好在老师指导下或与别人反复点划。划经点穴的过程也等于实践。俗话说："眼过千遍，不如手过一遍。"只要熟读歌诀，一经划经点穴，那就会了如指掌，豁然开朗。这就是苦读歌诀的收获，也给最后一个关键——临床实践打下了良好的基础。要划经点穴，还必须熟记人身"骨度法"。前面谈的十四经穴分寸歌的分寸就是以这个骨度法为标准的。骨度法，最早见于《灵枢·骨度》篇，根据测量出的人体大部分骨骼的长度，分别作统一度数的规定。把某一部位分为若干等份，作为定穴位的标准。这种定位法，也叫分寸折量法、同身寸法，或等分法，也就是自身尺寸的折量法。不论男女老幼，胖瘦长短，在一定的部位距离之间，都规定一定的分寸，找穴时都按照这个标准折量。由于个体的不同，其分寸长短也不一致。具体应用时在谁身上点穴，在谁身上针灸，就以谁的折量分寸为标准。所以，虽然分寸读数一样而具体的长度则不一致，不是真正的固定长度，这就叫骨度法。实际定穴时，除利用自然标志以外，骨度法的适应范围很广。它要比"中指同身寸法""指夫法"准确得多。因此，这里只介绍骨度法。为了便于取穴，后人曾不断修改补充，现将通常习用的折量度数列入表中。至于那些有固定标志可以找到穴位的部位和不常用的分寸，或有零数不便折量的分寸，一概删掉，不予收载。

一、常用骨度分寸（见表3-1）

表 3-1　常用骨度分寸

部位	起止点	折量分寸	度量法	说明
头颈项部	前发际至后发际	12	直度	是作为头盖的直寸标准,如发际不明者,即以眉心至大椎(第七颈椎棘突下)作十八寸计
	眉心至前发际	3	直度	
	后发际至大椎	3	直度	
	前额两发角之间	9	横度	用于头部的横寸,测量头部膀胱经、胆经等的腧穴
胸腹部	两乳头或两侧锁骨上窝之中点距离	8	横度	乳中线或锁骨中线距正中线四寸,两线距八寸,用以测量胸部、腹部穴位
	胸部之直寸	以肋间隙为准	直度	胸部直寸以肋间隙为准,胸骨体上任脉诸穴,均在两肋间隙相对处,经穴歌诀中每一肋骨折作1.6寸
	剑突(蔽骨、歧骨)尖下至脐中央	8	直度	剑突尖不明显者留五分向下计算,明显者从尖端至脐中央作八寸
	脐中央至耻骨联合上缘	5	直度	为下腹部之直寸标准

部位	起止点	折量分寸	度量法	说明
背骶部	两肩胛内侧缘之间	6	横寸	正坐垂肩,使两肩胛张开,两肩胛冈内缘之间划一横线之距离为6寸(肩胛冈适当第三胸椎下之平线)
	大椎以下至尾骶	21椎	直度	量膀胱经穴常用
上肢部	腋前横纹头至肘横纹	9	直寸	上臂内侧穴以此为标准
	上臂肩端(肩髃穴)至肘横纹(曲池穴)	10	直寸	上臂外侧穴以此为标准
	肘横纹至腕横纹	12	直寸	前臂内外侧均以此为标准
下肢部	横骨上廉至内辅骨上廉	18	直寸	为股骨内侧之寸数,横骨即耻骨,内辅骨上廉即股骨内上髁上缘
	内辅骨下廉至内踝顶点	13	直寸	为小腿内侧之寸数,内辅骨下廉即胫骨内上髁下缘
	髀枢至膝中	19	直寸	为股外侧之直寸,膝中,指膝关节结合处,前平膝盖,后平腘横纹,屈膝可平犊鼻穴;髀枢,指髋关节部之股骨大转子
	膝中至外踝顶点	16	直寸	为小腿后、外侧之寸数

部位	起止点	折量分寸	度量法	说明
下肢部	臀横纹至腘横纹	14	直寸	为股后侧之寸数
	内踝尖至足底	3	直寸	为踝部内侧腧穴之寸数
	外踝尖至足底	3	直寸	为踝部外侧腧穴之寸数

附注：1. 廉：即缘。

　　　2. 前：就四肢、躯体来说，一般以向着手指、足趾及胸腹部的为前。

　　　3. 后：前的方向反过来为后。

　　　4. 面部横寸是以本人的眼睛内眦到外眦作 1 寸。实际面部的耳、目、口、鼻、颧骨、下颌骨等都是取穴的固定标志，无须再折量分寸了。

　　　5. 头部的横寸可以分为：①正中线：（督脉）从两眉间中心直上。②第一侧线：从内眦角直上。③第二侧线：正视，正对瞳孔直上。④第三侧线：从外眦角直上。⑤前头部以两头维之间为 9 寸，后头部以两乳突之间为 9 寸，前后对应划线，渐至头中，可渐向外放宽些。

二、分段划线取穴法

以上述骨度法为标准，再记住以下口诀就更方便了。

（一）胸腹部口诀：横八竖八脐下五，乳锁中线数肋骨

横八，是指两乳之间的宽度，即两乳之间的联线折作 8 寸。凡是胸腹部的横寸均以此为标准。

竖八，是指从剑突尖下至脐中央的直线作为 8 寸。凡上腹部穴位的上下距离均以此为标准。

脐下五，是指脐中央至耻骨联合上缘的直线作为 5 寸。凡下腹部穴位的上下距离均以此为标准。

乳锁中线，是指乳头中心划线，或以锁骨窝最深处向下之延伸线。凡妇女和肥胖之人，乳头偏外，不能以乳中线为依据者，均以锁骨中线为标准。

数肋骨，凡是前胸和侧胸部的穴位，均以肋骨为标准。一根肋骨折作1寸6分。穴道大多在肋间隙之中。实际取穴，不管多少分寸先找到肋间隙，再一划线就找到穴位了。

（二）背腰部口诀：腰背肩胛六寸记，四段三线二十一

腰背：背、腰、骶部有许多常用的穴道，必须记熟取准。尤其是背部有肋骨的部位，有关安全问题，更应该注意。

肩胛六寸：是指姿势自然，正坐垂肩，从两肩胛冈内缘之间划一横线，折作6寸。为背腰部横寸之标准。

四段三线：为了快速简便取穴，把腰背部用三条线划为四个段落。即从大椎穴平划一横线（颈7胸1棘突之间）以上为颈段；两肩胛下角连线划一横线（通过第7、8胸椎棘突之间），向上至大椎为胸段；髂嵴最高点连线（通过第4腰椎棘突）至两肩胛下角连线为腰段；髂嵴最高点连线以下为骶段。

二十一：是指从第1胸椎至第12胸椎为十二节，腰椎五节，骶骨有四个棘突，共计二十一节。背部诸穴的数字是按此数字计算的。和现代解剖学的颈椎、胸椎、腰椎、骶椎、尾骨的数目分别是7、12、5、5、1的数目虽然不符合，但实际是一样的，只是计算方法不同而已。因为骶5的棘

突不明显，所以古人只算四个棘突。

以上把腰背部划分为四段三线，按二十一椎的数目寻找穴道就比较方便了，熟记这个分段划线取穴法可以解决背部取穴的困难。用哪里的穴道，在哪个区里寻找，按十四经分寸歌数数、划线。有一索即得之便。

三、划经点穴注意事项

1. 要充分暴露应点划的部位，以便根据标志和尺寸寻找穴道。

2. 姿势必须自然，勿取强迫体位（有些穴道的特殊取法例外）。

3. 要把肢体放在有依托的地方，使其保持自然舒适和最大限度的松弛状态。

4. 在划经点穴之前，要把骨度分寸和口诀记牢，再在人体上练熟。

5. 必须熟读十四经分寸歌之后，再按其经脉的循行顺序，一经一经的反复点划。但为了找穴方便，也可以先点划任脉和督脉经。作为标准穴线和标准穴，然后以十二经次序一一进行。

6. 如果有条件也可以拉长时间划经点穴，即读熟一经点划一经，这样便于牢记，比集中突击点穴效果好。

7. 循经点熟之后，再按头面、胸腹、腰背、四肢、手足的顺序，分区分部点穴。也可以进行局部点穴，解决关节周围、侧头部、肩胛区、腹股沟等比较难点的部位。特别是还要专点特要穴。然后在熟练的基础上搞总复习，总测验，即进行不按次序的"乱点法"，即提到哪个穴位，点到哪个穴。如能得心应手，那就好了。

总之，划经点穴也要达到前面背诵歌诀时要求的熟练程度，这样在应用时就能够达到：只要一提出穴名，就能不假思索地背出一句口诀，找准分寸部位，能指出归哪一经，知道是什么特要穴。

在学习划经点穴时，往往有少数人不懂得点穴的重要性，不重视点穴，或者只愿意给别人点，不肯让别人给自己点；或者站得高高的，只看人家点，自己却不下手。实践证明：只是眼睛看，不实际操作，结果是当时明了，过后就忘，还是自己吃亏。所以，每逢点穴时，要做好学员的思想工作，发动大家争先恐后互相点划，不怕累，不怕脏，不怕羞。让别人多在自己身上点点划划，摸摸揣揣，这不是吃亏。只有这样才能记得准，千万不能当"聪明人"，当"局外人"，要争取当"傻子"，当"疯子"，要不顾一切集中全力搞好划经点穴。既然划经点穴是一项重要工作，就必须郑重其事，不得草率。作为老师或辅导的人要做好组织工作，态度上要严肃认真，边讲边点，口传心授，手比笔划，耐心细致，起到示范作用。做学员的要服从安排，主动配合，争先恐后，愿当"模型"，甘当"铜人"，为大家服务。这样才能记得牢靠。

第三节　练习针法

针刺的疗效在于手法，手法的技巧在于练习。我们在课堂上、书本上学到的针灸是一种理论知识，不能解决实际操作问题。因为针灸和用药不同，药物是靠其特有的效能在人体发挥作用的，而针灸则是通过医者的手技操作才能生效。所以手法是非常重要的一个环节，和外科医生的基本功——分离、止血、缝合、打结一样。只靠听讲、看书，不解决问题，非实际练习不可。须知用针治病，是在穴位做各种各样的动作，来调整机体平衡，纠正病理现象。由于目的不同，必须用不同的手法。如提插之深浅，用力之轻重，捻转之幅度，进退之疾徐，都要有一定的技巧。好像书写、作画一样，同是一样的纸、墨、笔，由于作者的艺术水平不同，其作品的笔力神色亦有高下。善用针者功底过硬，心灵手巧，一刺即入。病人仅感微痛或不痛，运用手法则得气迅速，酸麻重胀的感传出现快，放散远，疗效高而且安全，针后有舒适的感觉。不善用针者手法拙劣，如锥子刺肉，痛彻心骨，徒伤肌肤而疗效低，甚至出现后遗症或发生医疗事故。因此针术也有高度的艺术性，必须长期练习，才会熟练。要练到轻巧纯熟，得心应手，才算到家。至于练针的方法，正如古语所说的："大匠能予人以规矩，不能使人巧。"初学者必须自己主动地勤学苦练，尤其在三伏天、三九天，大热大冷的季节，下苦功夫锻炼，练出来的功夫才是真功夫，才能过得硬。要有王羲之"临池学书，池水变黑"的精神和磨穿铁砚的耐心。我们见过许多人，虽有一套理论知识，而在临床上则眼高手低，表现不巧或不会实际运用；或认为尖锐的钢针，刺柔软的肌肉不成问题，无须练针，这样是不恰当的。为了达到理论联系实际，心手合一，减少病人的痛苦，千万不要忽视练针这个环节。

练针并不困难，不受任何条件限制，在工作余暇，休息时间，甚至在走路、谈话的时候都可以利用时间练针。手里有针可以练，无针用空手做捻转提插动作，使手指灵活，也有益处。只要朝夕不懈，持之以恒，自然就会"巧"了。

总之，"练针"作为针灸基本功之一非常重要，但是其练习方法却简单易行，只要下定决心，耐心地反复练习，一般能有百日功夫就差不多了。如能长期坚持久练，当然更好。具体可从以下几方面入手：

一、练针的姿势与持针方法

因为练习针法是一种集指力活动和全身气力于针尖的艺术劳动，故要求姿势严格。总的要求是：坐要端，头要正，身要直，臂要曲起，脚要站稳。持针时要指实掌虚，拇、中、食三指齐力，无名指和小指略翘起（图3-15），下针提插捻转，皆需摒除杂念，专心致志，凝神静气，尽一身之力，轻巧灵活运用毫针。姿势正确之后可进行以下的指力和手法练习。

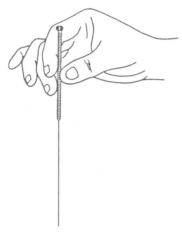

图 3-15　持针手法

二、指力的练习

　　将粗草纸裁成 10cm×10cm 的见方，用 40~50 张叠在一起，6~9cm 厚，四周以线绳扎紧，用 28 号不锈钢的长柄针练习。初学时用 1 寸的短针，逐渐增加到 3~4 寸的长针反复练习，不拘次数和时间，一般每天能练 20~30 分钟即可。持针的方法是以右手或左手的拇、食、中三指捏住针柄，和握毛笔的姿势一样，拇指在内，食、中指在外，无名指和小指略略翘起，使手心空虚。把纸块放在桌上或用另一手托平，将手臂悬空，不能有依靠，提丹田之气及全身精力集中于腕指，属意于针尖，将针身垂直做捻进捻出、上提下插之动作（图3-16）。捻转之幅度是左右往复，以不超过180度为原则。其基本动作有如下四种：

捻：是以拇、食、中三指持针柄，拇指向前，食中指向后的动作；

转：是以食中二指向前，拇指向后的动作；

提：是在转针时稍稍向上提起的动作；

插：是在捻针时轻轻向下施加压力的动作。

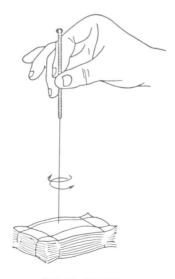

图3-16　指力练习

分开来讲是四个动作，但在练针时要把捻、转、提、插四个基本动作结合起来，成为一个连贯的动作，做回旋式进进出出，反复练习。欲进针时则捻插的力量大，即向下进得多些;欲出针时则转、提的力量大，即向上出得多些。将纸块刺透了另换一个地方，重新刺入。在练针时，不论做什么动作，都要保持重心平衡，针身垂直，不能操之过急，不要用力过大，使针身弯曲。同时不能将针身刺尽，要留3~5分在外边，因为临床上切忌将针身刺满，以防止由于针根部折断，不易取出。针练坏了再换新的。先练短针粗针，渐渐改为长针细针，日久就有指力了。初学时未经练习不易捻进，而且感觉手指酸困，不必急于求成，慢慢磨炼，指力就会不断增加，由熟生巧，然后刺入肌肤就容易了。这是基本动作，好像练毛笔字临帖写大楷一样，重点在于练习手指的力量和持久性，必须耐心。经过这一阶段才能练出硬功夫。特别要注意不能只用手指的力量，而是要全身用力，把丹田（关元穴，在脐下3寸）之气运用到臂、腕、指上，属意针尖，这就叫"运气于指"，当然不是粗暴的力量，而是很稳健地用丹田之气做轻巧而有力的动作。

　　练指力的过程中同时可以进行进针和出针的练习。进针时，拇指向前，食、中指向后，同时向下轻轻用力，即可刺入;出针时，食、中指向前，拇指向后，同时轻轻向上提，反复数次，即可提出。

三、针刺手法的练习

在草纸上练习一段指力，有了基本功夫，再进一步就要练习活力了。其方法可用布缝一小袋，中实棉絮，如小枕头样（或者用细线绕棉花团，外包一层布如球形）。用长、短、粗、细各种毫针刺入，以捻转提插的基本手法，做轻、重、疾、徐和探拔的动作，以练习手指的灵活性（图3-17）。这一阶段就是由拙到巧的过程。所谓疾徐，疾就是快，徐就是慢，是指做基本动作时的速度。所谓轻重，轻就是用力轻，捻转的幅度小，提插的范围浅；重就是用力重，捻转的幅度大，提插的范围深。所谓探拔，是在做基本动作时，将针尖向上下左右拨动，如探索找物样子。

练习这种动作时，其持针法，仍如前所述，刺针方向

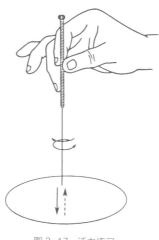

图3-17 活力练习

可以做前、后、左、右、上、下、平、斜、直、横等各式动作练习，以便于临床在各种不同的姿势及各个穴道上刺针，为行针得气，进行补泻手法打下基础。这种练习最好左右手都练，在临床上可以双手同时行针。此外，对皮内针、梅花针、三棱针、火针等，都要按其特点进行练习。总之，这一阶段之练习，好像写行书大草，主要在于灵活巧妙，重点练习出入进退之快慢、捻转之幅度、提插之深浅、针刺之方向等。都要练到手随心意，轻巧准确，然后才可以在人身上实际操作。这是学习针灸必须练习的基本功，学者万不可忽视。要知道只会理论不会实践，是眼高手低的医生，不能称为善针者。

第四节　练习灸法

灸法的练习并不复杂，一般只要专心致志，几个小时即可练好。在直接灸中主要是练习搓艾炷。把细艾绒用手搓成圆锥形，放在皮肤上，初起如黄豆大小，熟练以后再缩小，如绿豆大、麦粒大，甚至更小。在温针灸中主要练习在针柄上缠绕艾绒。拿一团粗艾绒包住针柄，用手揉搓成枣核型，做到较光滑结实，不松不散，易于点燃就可以了。

第四章
针术要领

    针灸医学内容丰富，卷帙浩繁，初学者一时不易看懂，也不易记牢，现将应该掌握的一些关键性原则问题，撮其精华，择其概要，分别写在下面，以便提纲挈领，执简驭繁，熟练地运用于临床。

第一节　治神

"凡刺之法，先必本于神"。针灸治病，重在调气治神。所以，治神是针灸医疗的必要步骤，也是针灸医疗不同于其他医疗的一个重要方面。针灸医生必须重视。临床疗效的好坏，与是否懂得治神有很密切的关系。治神包括医者的治神和患者的治神两方面内容。医者的治神，就是要加强医德修养，并且集中精力，做到心无外慕，专心致志，这样才能细心体察病患所在，精妙运用各种手段，解除患者病痛。患者的治神，就是要求患者心平气和，情绪稳定，密切配合医生治疗。具体有以下几方面内容。

一、医者治神

（一）修德正己

凡为医道，必先正己，然后正物。正己，一方面是要加强医德修养，另一方面全面掌握诊疗疾病的技术。

凡是医务人员首先都要树立救死扶伤、全心全意为患者服务的思想，尤其针灸医生，要用针刺入人的肌肉，用火烧灼人的皮肤，更应格外关心体贴病人，急病人之所急，痛病人之所痛。要做到像唐代大医学家孙思邈在《备急千金要方》上所说的："见彼苦恼，若己有之，深心凄怆，勿避崄巇、昼夜、寒暑、饥渴、疲劳，一心赴救。"这就是说看到病人的痛苦如同在自己身上一样，发自内心地同情他的不幸遭遇。要不顾艰难险阻，不管白天黑夜，严寒酷暑，饥渴劳累，不计一切个人得失，专心去为病人服务。特别是针灸医生多治急病暴疾或参与抢救工作，更应发挥针灸简便易行的特长，凡遇病人应当不分时间、地点立即进行治疗，不得因循迟缓，慢条斯理，贻误病机。

孙思邈说得好："医人不得恃己所长，专心经略财物。"因为"夫一人向隅，满堂不乐，而况病人苦楚，不离斯须；而医者安然欢娱，傲然自得，兹乃人神之所共耻，至人之所不为"。这是说凡是医德高尚、医术精湛的医生，给人诊治疾病的时候，要平心静气，没有任何欲望和要求。医生不得仗恃自己的专长，一心谋取私利，贪图财物。病人辗转床第，痛苦不堪，全家忧虑，焦急万状。如果医者安然欢娱，洋洋自得，满不在乎，是很可耻的行为。所以，清代医家费伯雄说："欲救人而学医则可，欲谋利而学医则不可。我若有疾，望医之相救者如何？我之父母妻子有疾，望医之相救者如何？易地以观，则利心自淡矣。"这些话真是金石良言，设身处地一想，假如我是一个病人，谋取名利的思想就淡薄了。作为一个受人尊敬的针灸医生，对有灾难的患者有所欲望，乘人之危，有所要求，那是非常可耻的行为。

作为一个针灸医生，还应当穷极医源，精通专业，博览群书，广采众长，切实掌握基本知识，不断学习提高技术水平，才能更好地为病人解除痛苦。古代对中医针灸医生的要求是："凡欲为大医，必须谙素问、甲乙、黄帝针经、明堂流注、十二经脉、三部九候、五脏六腑、表里孔穴、本草药对，张仲景、王叔和……等诸部经方，又须妙解阴阳……如此乃得为大医。若不尔者，如无目夜游，动辄颠殒。"（《备急千金要方》）。可见所要掌握知识之全面！针灸是中医内容之一，古代医生多能掌握。随着医学的发展，虽有分科，但作为专业针灸医生除要学习中医的本草药性以外，对经典著作和其他各科基本知识，缺一不可。现代的针灸医生还要掌握西医的解剖学知识，每扎一针，都要知道其下的组织结构、脏器位置，否则就会像"盲人骑瞎马，夜半临深池"。容易出现医疗事故。

（二）安神定志

孙思邈在《备急千金要方·大医精诚》中要求："凡大医治病，必当安神定志，无欲无求。"《灵枢·官能》也说："语徐而安静，手巧而心审谛者，可使行针艾。"针灸医学临床实践证明，针灸疗效与医者的精神、心理状态有关。如果医生不能做到精神饱满、心平气和、精力集中，就不能仔细审查病候，巧妙运针行气。临床上有许多针灸医生扎针多年，经常是一扎上就开始留针，留 30 分钟一拔了事，从未仔细体会过"沉涩紧而已至，轻滑慢而未来"的感觉，更不用说运针行气，使气至病所了。这样治疗虽也会有一定的疗效，但十分有限，没有把针灸的作用充分发挥出来。针灸医生治疗前应安神定志，平气调息，治疗过程中要精力集中，把力量作用于针尖，细心体会针下轻重疾徐的奥妙，针刺所到的组织层次部位，并且注意观察患者的反应。每一个操作都务必精心，周密考虑，慎重用针，不得有一丝失误，不能草率、逞能，更不能沽名钓誉。要知道针刺皮肉、火灼肌肤本身是一种伤害性刺激，病人有病，本来就是痛苦之事，如果操作漫不经心，手法不讲究，再给病人带来更多痛苦，对病人来说，无疑是雪上加霜。即使能够有一些治疗效果，也会引起一些病人对针灸的拒绝。所以医生应该理解病人的心理，争取用最简单的方法、最少的针刺部位、痛苦最少的手段来治疗疾病，尤其要做到针刺无痛。这就要求在施术过程中，医生必须专心致志，聚精会神，把力量全部集中到针尖部位，用最快的速度过皮，这样才能让病人不感觉疼痛，以后愿意接受针灸治疗。在施行手法时也要集中注意力于针尖，细心体会针尖所在层次、位置、针尖下的松紧感觉，小角度捻转针体，既不给病人带来痛苦，又能收到良好效果。

二、患者治神

（一）定气乃刺

《灵枢·终始》上说："凡刺之禁……大惊大恐，必定其气乃刺之；乘车来者，卧而休之，如食顷乃刺之；出行来者，坐而休之，如行十里顷乃刺之。"这些是对患者的要求。如果患者惧怕扎针，处于大惊大恐之中，或从远处徒步来就诊者，都必须放松精神，适当休息，不能紧张。否则不但容易发生晕针，而且疗效不佳。总之，必须在患者心平气和，宁神定志，不慌不忙，生活正常的情况下，方可针灸。此外，盛夏酷暑，雷霆闪电，大汗淋漓以及气候剧变之际，或严寒风雪，手足冰凉之际，都要等到病人神气平稳，身体舒适之后再行用针。当然遇到危急重症，为了抢救病人，则应随机应变，适当处理，不受这些条件限制了。另外，根据病情和取穴部位，给患者安置舒适而能持久的体位也很重要。具体参看取穴姿势一节。

（二）治病先治心

针灸虽无多大痛苦，但有些人不免还是畏针怕痛，惧火怕烧。其实痛与不痛，除手法轻巧、工具合适、取穴准确等因素以外，和心理作用关系极大。《内经》中就有"心寂则痛微，心躁则痛甚"的明训。所以，治病先治人，要做好人的思想工作。具体来说，就是在施术之前要做好一切准备工作，耐心细致地宣传解释，安慰病人，勿使精神紧张，消除其思想顾虑。更不能故意夸大疾病，吓唬病人，炫耀自己，贪功求利。要劝告病人要树立乐观主义精神，坚定战胜疾病的信心，充分调动其主观能动性。这样才能减少病人痛苦而收到良好的效果。对特别敏感或狂躁的病人以及妇女、儿童更应慎重，要尽量想方设法减少其恐惧心理，取得合作，防止发生医疗事故。另外，针刺疗效还和医者服务态度是否热忱，是否极端负责，能否与患者建立良好的医患关系密切相关。这就要求医生对患者做到：不论男女老幼，皆如至亲之想，对凡来就诊者都要关心同情，态度和蔼，认真处理，取得病人的高度信任和密切合作，给病人以信任感和放松感，这样才能有利于调气治神，收到较好的治疗效果。

三、针灸医生职业道德四言箴

（1982年9月　谢锡亮）

> 修养医德，虚怀谦恭。态度和蔼，心地宽宏。
>
> 动须礼节，举止庄重。性存温雅，言行文明。
>
> 品质高尚，医风端正。勿妄尊大，矫饰自矜。
>
> 不图名利，勿贪急功。勇担风险，莫惜身命。
>
> 切忌草率，岂敢自轻。职业道德，严格遵行。
>
> 孜孜专业，博览掇英。穷极医源，务求精通。
>
> 心灵手巧，贵在练功。凡用针时，气和心平。

四诊具备，经穴必清。目无外视，耳勿旁听。

手若握虎，人命至重。如临深渊，如履薄冰。

心无内慕，杂念不兴。口闭气存，精神集中。

全身用力，属意针锋。一触即入，轻巧无痛。

用针之要，阴阳调平。妙在手技，补泻分明。

针灸施术，宽衣露形。应知寒温，羞恶同情。

治人如己，知热知痛。精简疏针，每发必中。

振兴中华，责任非轻。凡我同道，四化立功。

第二节　认真选择针具

"工欲善其事，必先利其器"。要用针法治病，刺入皮肉，当然不是绝无痛苦。为了尽量减少疼痛，在针具上必须认真考究。

《素问》上要求针具是"针耀而匀"，《针灸聚英》上说："令光耀滑匀，直而无曲损。能守此训，自不致折矣。"这是对针具质量的要求。过去多用铁针、钢质针，易生锈，针体粗，进针痛觉明显。目前临床常用的不锈钢针有很多优点：弹性较大，针锋圆利，针身光滑，不易生锈，韧性好，不易折断，硬度大，不易弯曲，针尖不易卷钩，耐热性强，高温不变质，这样的针，如果手法熟练，可以一触即入，很快透过皮肤，痛苦很小或几乎不觉疼痛。

此外还要讲究针的粗、细、长、短和针尖、针柄的构造。在临床应用时，选针恰当，不但能减少痛苦，保证安全，对疗效也有直接影响。一般说粗针（26 号以下）疗效较好，但进针时则较细针略疼；细针（28 号以上）由于针身细软，进针不易，但痛感较轻。长针（2~4 寸）适宜于肥胖的病人，肌肉肥厚的部位和深部疾患，如刺环跳、殷门、承扶、委中等穴。治疗坐骨神经痛则可以用 3~4 寸的长针。短针（1~1.5 寸）容易掌握，进针方便，但只能用于较瘦的病人，肌肉浅薄的地方或浅部疾患，如四肢末端的穴位。选针长短应超过预计深度的 5 分为宜。选针过长，不易操作，且容易误刺过深，发生事故；选针太短，则刺不及分寸，效果不佳。常言到：刺针忌满，也就是不能刺到针根部，要在皮外留 3~5 分，这样既操作方便，又便于温针灸，还能预防由针根部折针。

对针尖的要求是：针尖要圆而不钝，不宜太尖锐，不要带钩，要经常检查，一发现钩曲，就不能使用，必须修理磨掉。绝对不能用带钩的针，针尖反钩，刺入皮肉时进针不畅，提插捻转时沙沙发响，会挂断许多肌纤维和神经纤维，使病人疼痛，影响疗效。这是人为的粗心大意，针失所宜。对针柄的要求是：要长些要粗些，一般 1.5 寸左右，便于三指持针。

临床应用时应根据病人的年龄、体质、病情以及取穴的部位、补泻原则等选择相应粗细长短的针具。一般说对成年人体质壮、肌肉丰满，病症属实，疼痛、痉挛、狂躁以及感觉迟钝等，需要用泻法的则用粗而长的针；反之对年龄小、体质弱、肌肉薄，病症属虚、麻木、麻痹、萎缩、沉静以及感觉过敏等，需要用补法的，则用细而短的针。有时一个病人则根据部位不同而用几种针。

《灵枢·官针》指出："九针之宜，各有所为，长短大小，各有所施也，不得其用，病弗能移。疾浅针深，内伤良肉……病深针浅，病气不泻……病小针大，气泻太甚……病大针小，气不泄泻。"由此看来，针虽小具，却不容忽视，术者要上心，避免在选针上有太过或不及之弊。

第三节　注意取穴姿势

给病人安排好适当的体位，是针刺前准备工作之一。这项工作非常重要，不容忽视。首先要站病人的立场上，对病人同情、体贴、关怀，给病人以无微不至的照顾。千万不能认为治病就要受点委屈，扎针就不能怕疼，吃药就不能怕苦，而对病人疏忽大意，漫不经心。如果时当盛夏暑热之际，房间狭小，人多拥挤，空气热浊，病人又满身大汗时，医者急于针刺，而又久而留之，会使病人得不偿失，遭受许多本来可以避免的痛苦；或在严冬寒冷之时，室温很低，为了取穴扎针让病人解衣裸体，身受寒凉，并发杂症，扎针不唯无益反受其害。此外还应注意根据病情需要、年纪老幼，安置枕头高低，都应考虑到。同时尽可能采取一种体位暴露许多穴道，以免频繁变换体位，使病人不舒服。尤其对剧烈疼痛、活动受限，昏迷躁动不合作的病人，医者不能单纯要求施术方便拘泥体位。要迁就病人，多想办法，以既省事又解决问题为原则。因此医务人员要设身处地想想，能否尽量减少痛苦，让病人舒服一些。确定取穴姿势一般说有下列几项原则：

一、姿势必须自然

凡给病人扎针不论采取什么姿势都必须让病人精神安定，肢体放稳，肌肉松弛，自然舒适。除特殊穴位外，都不能取勉强姿势。这样既能持久耐受又便于留针，还能防止体位移动引起弯针、折针。

二、要充分暴露穴位

要准确取穴就要看到自然标志，测量骨度分寸，摸着节解缝会宛陷之中，还找到周围的穴位相比照，因此就要适当脱掉衣服，或采取特殊动作，才能充分暴露穴位。但要注意，一个治疗室中，同时有男女老幼，必须适当安排时间、位置，并予以遮盖，以免病人怕羞不好意思，精神紧张，影响治疗。尤其冬季气候寒冷之际，还必须当心病人受凉，尽可能少脱少解，以防感冒。刺针时要有计划，先针某穴后针某穴，用简便易行的次序尽量减少病人穿穿脱脱的麻烦。

三、针刺要有依靠

不论取任何穴位都要想办法使病人肢体有所依靠，适当支撑，决不能悬空而刺。没有依托，不但不能耐久，而且容易发生意外。因此，凡刺前要靠后，刺后要依前，刺左要扶右，刺右要托左。刺上下肢手足穴位，要放在桌上、凳上，总之要安置妥帖然后扎针。一般多采取卧位就是一个很好的依靠办法。特别对畏针、过敏、体弱、小儿和初次受针的人更为合适。

对于刺精神病，狂躁不安或癔病发作、昏迷躁动等不合作的病人，要有熟练的助手或合适的人帮助，固定体位，以防意外。此种情形一般宜用适当手法，达到目的即可快速出针，不要置针久留。

四、取穴姿势

一般取穴姿势分两大类，即卧位和坐位。兹略举数例加以说明，以供参考。

（一）卧位

1. 仰卧位　最常使用，适用于取头面、颈前、胸腹、上肢内外侧，手部以及下肢前面和足背上的许多穴位。

2. 侧卧位　适于取侧头部、单侧肩臂及上肢外侧、胁肋部、髀枢、下肢外侧及足部等穴。坐骨神经痛则可取侧卧屈膝位。

3. 俯卧位　适于取后头、项背、腰骶以及下肢后面的穴位。以这种方式足太阳膀胱经的穴位几乎全部都能暴露出来。

（二）坐位

1. 仰靠位　适于取头面、前颈及胸部穴位。

2. 俯伏位　正坐俯伏在桌案上，适于后头、项肩、背部、胸背部及督脉经的穴位。这种姿势刺背部和督脉经穴位最好。因为病人凭几稍向前俯伏，棘突间隙就开扩了。便于取穴便于刺针。

3. 侧伏位　适于侧头、面及上肢部诸穴。

此外，屈肘侧掌（也叫横肱，手掌向里）、屈肘俯掌、屈肘仰掌等姿势，适宜于上肢肘关节以下内外侧穴位。双手叉腰背靠椅上，可取上肢后外侧手太阳小肠经穴位。如支正、天井及肩部诸穴。刺风府穴要正坐托颐，头正颈直如立正姿势，针刺方向要平，对准鼻尖，不能斜向上方（参见附篇：深刺风府经验介绍）。

总之，取穴姿势总的原则是：①患者姿势必须自然；②要充分暴露穴位；③适当安置体位；④没有依靠不能扎针。以上四条必须结合起来，随机应变，灵活运用才好。医者的姿势以便于施术为原则。关于这四项原则的结合，讲起来简单，实际做起来不易。常见初学和实习的人往往不能全面恰当地掌握，因此，提出来讨论一下，希望引起注意。

第四节　取穴必须准确

经穴，又称穴道、腧穴、气府、骨空、节会、气穴等。单从这些名称来看就知道穴有孔隙、空洞之意，历来医家对取穴都很重视。金元时代窦汉卿擅长针术，他在《标幽赋》上指出："大抵取穴之法，必有分寸，先审自意，次观肉分，或伸屈而取之，或平直而安定。在阳部筋骨之侧，陷下为真，在阴分郄腘之间，动脉相应。取五穴用一穴而必端，取三经用一经而可正。"这种要求正确取穴的精神是可贵的。根据现代大量的资料证明，刺激穴位的作用明显，刺激非穴位大多无作用或作用较差。例如刺足三里胃肠蠕动可以即刻改善，刺非穴位则胃肠蠕动无明显变化或持续时间短暂。因此，一定要正确取穴，决不能马虎从事，随便乱针。

《灵枢·九针十二原》上说："节之交，三百六十五会……所言节者，神气之所游行出入也，非筋骨皮肉也。"这说明前人很重视穴道，认为穴道是气血游行出入的重要地方。即以现代解剖生理学观点来看，许多穴位都在大血管、淋巴管、神经根、神经干、神经节、神经丛、神经束和神经分支之处，或在其经过交叉的地方。有的在筋肉或两筋之间、两骨之间、关节空隙的关键之所；有的下面则是重要脏器。可见穴位是从实践经验中得来的，与现代的解剖生理学暗暗符合，所以针刺到穴位上效果就好，否则就差。

我们在临床上取穴，常常以体表陷凹之处，两肌肉之间、肌腱之间，两骨缝之间，关节上下、前后、左右，或在动脉跳动之处，皮肤皱纹和五官九窍的周围，来找穴位。如《备急千金要方》上说："肌肉纹理，节解缝会，宛陷之中"，"及以手按之，病者快然"。无特殊标志的就用骨度分寸法来测量，总以找准为原则。有特殊标志的就更好找了。如头顶、眉间、鼻尖、手心、脚心，腘窝、肚脐、手指、足趾，爪甲角等分肉之间、溪谷之会，都是寻觅穴位的地方。

尤其是"以手按之病者快然"，大多数穴位有此感觉。也可以专找压痛点、反应点，称为阿是穴，都可以作为穴道针刺。内脏有许多病往往在体表上会出现阿是穴，这些阿是穴，有的虽不在正经正穴上，但刺之也有效。这是由内部疾病反映到体表上的压痛点，也有人认为这说明穴道有"移动性"。不过这只是临床取穴的方法之一，完全靠压痛点、阿是穴，那就不免失于简化了。总之，用针治病，准确取穴，是不容忽视的。如果不讲穴位随便乱刺，不但影响疗效，而且容易发生事故，不可不慎。

第五节　刺针手法要领

用针灸治病，虽然痛苦不大，但一提针刺，人们多少总有一些畏惧心理，所以针灸医生为了减少病人痛苦，确保安全，提高疗效，必须下苦功夫，经常练习基本手法，要达到得心应手，运用自如，稳准轻巧的熟练程度。古人形容针刺手法轻巧的程度说"刺浮瓜而瓜不沉，刺眠猫而猫不醒"。虽然实际达不到这种程度，但这是对手法轻巧的要求。

因为针灸治病和药物不同，它是通过医者的手法而"调整气血、疏通经络"的。用针和写字作画一样，同样是一支笔、一张纸，手法不同，其笔力神色就不一样了。用针刺穴位治疗疾病也大有巧妙。因此必须通过反复练习，确实熟练以后，才能用于人体，千万不能粗枝大叶，鲁莽从事。如果只知治病，不管病人叫疼，那是不妥当的。虽然给小儿扎针多不合作，但听其哭声也能辨别其是真疼还是畏针取闹。如下针之后，患儿惨叫不已，此即证明医者手法不巧，不能以为是患儿畏针必然哭闹的缘故。临床上常见有许多患儿通过说服动员，再加手法轻巧，能和医生合作得很好，一声不哭地达到治疗目的。

一、进针手法

针刺疼与不疼和进针关系最大。因为感觉神经在真皮内分布最多，达到皮下，进入深层组织就少了，也就不甚疼了。因此透过皮肤进入皮下这一步是进针疼痛与否的关键。我们常用的方法是"扶持刺入捻进法"。分三层进针。在一切准备工作做好之后，先用左手拇指或食指找准穴位，用拇指爪甲反复重切穴位中心，使局部感觉神经暂时麻痹，将手指消毒后，再用右手拇、食、中三指如握毛笔状，将针尖放在切痕上，左手拇食二指捏住针体下端，使着力点集中在针尖上，保持一定的直轴，然后使左右手同时向下轻巧用力，快速直接刺入真皮下，稍停，此时不加捻转，以免过多地刺激感觉神经，这就是第一层，也就是浅层，最关紧要；稍候待病人感觉恢复，再用右手捻转向下进针，左手轻按穴位附近，达到皮下组织内再稍停，右手略松，看针柄和原来预定的方向一致，则证明针尖方向正确，这是第二层，也就是中层；然后再徐徐捻转向下进针，达到预期的深度，此时可以放手，把针留下，这是第三层，也就是深层。这就是用左手扶持直刺皮下，然后捻转进针的"扶持刺入捻进"法。不论长短粗细的毫针都可以用这种方法。不过短而粗的针只用左手拇指爪切，右手直接刺入就可以了。当然刺破皮肤血管放血就不必分层次了。以上所讲的就是用左手当押手，右手当刺手的双手协作进针的方法，因为我们用左手扶持，第一层是直刺，第二层是捻进，所以叫"扶持刺入捻进法"。

古代进针法也多主张用双手，如：《灵枢·九针十二原》篇记载："左主推之，右持而御之。"《难经·七十二难》上说："知为针者信其左，不知为针者信其右。"《标幽赋》中指出："左手重而多按，欲令气散；右手轻而徐入，不痛之因。"《流注指微论》说："针入贵速，既入徐进。"以上这几种说法，都是左右手同时使用的双手协作进针法。进针时要快速透过皮肤，既入皮下，则须慢慢进针，以达到所需要的深度。《标幽赋》则重视爪切，主张缓进，要求进针时轻轻刺入，不要紧捻猛刺，使病人感觉痛苦，这样和快速进针的方法虽然不同，但都用双手，要求指力轻巧，不使病人发生痛感，却是一致的。清代吴谦在《医宗金鉴·刺灸心法要诀》上说："凡下针，要病人神气定，息数匀，医者亦如之。关机最密，切勿太忙……则以爪重切经络，少待片时，而不伤于营卫。"大意是：扎针的时候，要病人休息一会，心平气和，呼吸均匀，安定下来，再给他扎针，医生也要镇定，不要慌忙。左手重切穴位，使知觉迟钝，右手轻巧地将针刺入皮下，可以减少痛苦，不伤气血。可见他的主张不但用左手重切穴位，而且要求医者、病者都要镇定，不能匆忙。这些都是很实用的，值得学习。

附：进针口诀

进针手法最关机，失经失穴大不宜，

扶持刺入捻进法，三层渐进找空隙。

二、行针手法

行针也叫运针，就是把针刺入穴道以后，要不时地运用手法活动其针，使病人产生酸、麻、胀、重等感传作用。这种感觉,古代针灸家称之为"得气"。具体手法是:提、插、捻、转、疾、徐、轻、重等八个字。

提：将原来刺入的针身，向上提出若干，当心不要提出皮外，只能在肌肉组织范围内向上提。

插：是将提上之针重新插进去，但不能插得超过原来深度。特别是重要脏器上的穴位，更应注意避免刺伤内脏。

捻：是将针柄向前捻动，其幅度以半径左右为原则。

转：是将向前捻动之针退回来，其幅度仍以半径左右为原则，这样就不会因为向一个方向捻转使肌肉纤维缠绕针身，发生出针困难的问题。

疾：是提插捻转的速度快。

徐：是提插捻转的速度慢。

轻：是提插捻转的幅度小，用力轻。

重：是提插捻转的幅度大，用力重。

这八个字的行针手法，一般要结合起来，使之成为一种混合型复式手法，看起来和一种动作一样。至于提、插、捻、转、疾、徐、轻、重，要以刺针的目的而定。关系到是补是泻、病人的感传是轻是重、所在的穴位是深是浅。要聚精会神，审慎周详，灵活机动，如探索找物，如用钥匙开锁。要有修理精密仪器那样的细微动作，手巧心灵，寻觅奥窍，不是机械而粗笨的活动。

如无针感，也不可操之过急，稍事停留，再行八字手法，想法找到针感，有针感后稍停一下，待感觉消失，再次行针。大约5分钟1次，一般病人3~5次即可。针灸医生必须重视行针，千万不能以为进针后，一留针，或一接电针，就算万事大吉了。

明代汪机《针灸问对》说得好："……不出乎提、按、疾、徐、左捻、右捻之外，或以彼而参此，或移前而退后。无非将此提、按、疾、徐、左捻、右捻六法交错而用之耳。"这里除没有提轻重外，其他提、插、疾、徐、捻、转都提到了，可见他也是主张行针的。

附：行针口诀

行针手法要提倡，提插捻转各有方。

轻重疾徐找奥巧，感传得气效益彰。

三、出针手法

　　行针达到目的以后，等病人感觉消失，针下松缓时就可以出针了。出针手法亦分为三层，左右手同用，恰恰与进针手法相反。第一层，将针活动后，由深层轻轻捻转提至中层，稍停;再轻轻捻转提至浅层，稍停;然后直拔而出，不加捻转，以免过重地刺激感觉神经，使病人发生痛感。出针后用干棉球按压针孔亦可，按压穴位周围亦可，不按亦可。一般不至于出血。但要稍加留意，万一出血，即用棉球擦去，出血多时，可以按压片刻。这种出针手法，用得熟练，往往病人没有感觉，不知道就已经出针了。

　　《医宗金鉴》上说:"如欲出针，须待针下气缓，不沉不紧，觉轻动滑快，方以右手捏住针尾，以左手大指按其针穴及穴外之皮，令针门户不开，神气内存，然后拔针，庶不致于出血。"这说明出针的时机和手法很重要。必须等待针下气缓，轻动滑快，才能出针。右手拔针，左手按住皮肤，双手操作，小心从事。决不能以为出针是小技，不讲轻巧稳妥，快速拔针，不只病人痛苦，还要留后遗感觉，使病人酸困不舒，甚至于发生出针困难、折针的事故。曾有因拔不出针，勉强用力，针身有带出肌肉者。有一部分患者针后酸困不适的感觉甚至持续数天，这与出针时没有等患者"针下气缓"有关，不要误以为是"得气强烈"。一般等待患者针下没有强烈的酸麻重胀感觉后再出针就不会有此现象了。《流注指微论》也说"出针贵缓，急则多伤"，这都说明，手法完毕，出针的时候，要缓慢，不可速拔猛抽，以免损伤组织和出血。这些提法都是符合临床实际应用的。

附：出针口诀

拔针之时勿匆忙，稳重轻巧要精详。

不沉不紧轻滑快，三步退出自无伤。

第六节　刺针的深浅原则

针刺深浅，各有分寸，书本上颇不一致，而且穴道繁多，不易记忆。临床医生由于师承不同，经验各异，有人但求安全，如蜻蜓点水，不及分寸，效果欠佳；有人要求速效，手重刺深，超过限度，不惟徒伤肌肉，而且容易发生医疗事故。《素问·刺要论》说："病有浮沉，刺有深浅，各至其理，无过其道……深浅不得，反为大贼。"这是说针刺深浅要适度，如果深浅不恰当，反而有害。《灵枢·逆顺肥瘦》说："年质壮大，血气充盈，肤革坚固，因加以邪。刺此者，深而留之"；"瘦人者，皮薄色少，肉廉廉然……刺此者，浅而疾之"；"婴儿者，其肉脆，血少，气弱，刺此者，以毫针，浅刺而疾发针，日再可也。"这是说明，针刺必须按体质强弱肥瘦的不同，来决定针刺的深浅和强度，对婴幼儿宜轻刺，如病情需要，一日针二次或几次也可以。

　　总之，过深容易刺伤内脏而发生生命危险，过浅则找不到针感而效果欠佳。因此应视患者体质胖瘦、肌肉厚薄、病位表里、穴道所在、穴下有无重要组织和脏器，而决定针刺深浅。同时要选针适宜，针刺稳准，手法巧妙，以知（得气）为度，不知再加，加至最深限度而止。再不得气，可向上提针，另找感觉。这是取得疗效，确保安全的重要一环。具体地说，有以下几条规律：

一、头部及胸骨体等部穴位

　　凡是扁平骨上的穴位，均用卧针平刺，针在皮下，刺入 1 寸左右，根据需要或再延伸，一针贯两穴亦无妨碍。如阳白、头维、率谷、百会、膻中、中都、蠡沟等穴。口颊区的穴位，不能刺透口腔，而应沿皮下针刺。治疗面瘫、三叉神经痛、面肌痉挛等，平刺 2~3 寸亦可，如颊车透地仓、透颧髎、透下关等。后头部的穴位风府、哑门可以直刺，但要小心，因为刺伤延髓会危及生命。一般取头正颈直的体位，针向鼻尖平刺（不能向眉间）1~1.5 寸即可。"深刺风府"可达 2~3 寸深，是特殊技术，列出专题研究，收于附篇，但没有一定把握，切不可轻易尝试。《素问·刺禁论》上说："刺头中脑户，入脑立死。"确是经验之谈。曾见有人因治重精神病而"深刺风府"，伤及延髓，立即毙命者，不可不慎。颈部诸穴，刺1寸左右，只要当心勿伤颈动脉即可。

二、胸、胁、背、肩上等处穴位

胸、胁、背、肩上等处，是胸腔部位，由肋骨组成的部分，其上下、前后、左右，都可能刺进胸腔，伤及内脏，发生危险。所以刺针时，要准确估计胸壁的厚度，采取正确的姿势，并且适当选针，直刺或平刺1寸左右或稍多，胸部可以顺肋间隙刺，背部从肋骨上缘向上一根肋骨的下缘方向刺，容易得气，而又安全。总之以不刺透胸壁为原则。因为透过胸壁就是内脏，内脏不许刺伤。凡在背部第十胸椎、侧胸第八肋骨、前胸第六肋骨以上及锁骨上窝等处穴道上扎针过深，都有刺伤肺脏的可能。在颈前窝（天突）刺针过深，可能刺伤主动脉弓。屡见有刺针过深伤及肺脏发生外伤性气胸而死者，亦有刺中心脏而死者，亦有报道刺伤肝、脾、胆囊、膀胱的。发生事故的穴位不一。有肩上的肩井、缺盆；前胸的中府、乳根；胁肋部的大包、渊液；背部的肺俞、膏肓、心俞；季胁部的期门、日月；剑突下的鸠尾等，都曾发生过问题。亦有原来针刺并不深，因留针过久，疏忽大意，随着病人的呼吸而针尖进入胸腔发生事故的。所以凡刺胸腔部位的穴道，必须了解大体解剖，熟悉穴下是什么脏腑，不宜久留针，选针勿过长，必要时针不离手,手不离针,达到目的,即行出针。同时要细心体会,凡在胸腔部的穴位,大都在肋间隙之中,针刺时有三种感觉。一是进皮有阻力,二是过皮后即空虚,三是再进则又有阻力,而且病人有痛感,就不能再进了。掌握这些规律,就可以在胸、背、胁肋部位的任何穴位上自由刺针,不必畏惧禁忌而不敢在胸背部刺针了。要知道许多俞、募特要穴都在胸背部,不可不用。

三、腹部的穴位

腹部的穴位更为常用,针刺时要估计腹壁的厚度,以不刺透腹膜进入腹腔刺中内脏为原则。一般刺 1~1.5 寸。但中脘、气海、天枢、大横常常深达 1.5~2 寸亦无问题,要点在于透过皮肤以后要缓慢进针,不伤内脏即可。

四、腰骶部的穴位

腰骶部的穴位无重要脏器,视肌肉厚薄,一般刺 1 寸、1.5 寸、2 寸均可。如肾俞、志室、大肠俞、次髎等穴。

总之,躯干部的深浅原则是:胸背部宜浅,腹腰部可略深。《灵枢·阴阳清浊》篇说:"刺阴者,深而留之,刺阳者,浅而疾之。"这是说腹为阴,宜深刺久留,背为阳,宜浅刺少留针。这和明代杨继洲说的"前面深似井,后面薄似饼"一致。都是说明腹背针刺深浅原则的。

五、上下肢穴位

上下肢穴位没有危险，最为多用，其深度以不超过其总厚度的二分之一为原则，也就是把肢体分为阴阳两面，各占一半，除透穴外，刺阳经勿伤阴经，刺阴经勿伤阳经，也就是不要超过肢体厚度的一半。其穴道部位的厚度一望而知，容易掌握。但在刺阴经某些穴位时，要注意避开动脉血管。

六、手掌、足趾部穴位

手掌、足趾部位血管神经韧带都很丰富，穴位多在骨缝、肌腱、韧带之间，针刺时要缓慢进针，寻找空隙、奥窍，不要乱刺乱捣，避免损伤过多。

七、指趾端的穴位

指趾端的穴位，多用于点刺放血，一般1分、2分深即可。

至于芒针、赤医针、过梁针等都是深刺，属于特殊针法，不在这里讨论。

以上分寸是大概范围，临床上仍需注意，要以躯体胖瘦、肌肉厚薄、部位不同而决定深浅，选针刺穴。尤其要注意针下感觉，已得气就不必再深，不得气也要适可而止，注意安全，灵活机动，妙在熟练，贵在用心。以取穴少而精，针刺深浅适度，多快好省的原则为病人服务。明代汪机在他的《针灸问对》上说："惟视病之浮沉，而为刺之浅深，岂以定穴分寸为拘哉？"这种提法是有道理的。

第七节　刺针方向

针刺在穴道上，针尖向哪个方向刺，叫作刺针的角度，一般讲有平刺、直刺、斜刺三种角度。但这三种角度是由穴位所在部位而决定的。此外，还应该注意为达到治疗目的而选择针尖方向的问题。临床上刺针方向的问题往往容易疏忽。有时因不注意方向而刺伤较大的血管、神经干而发生血肿或后遗症；甚至刺中内脏而形成重大事故；有时因刺到骨骼上而发生弯针，使针尖卷钩；有时因方向不当，不能得气，而达不到治疗目的。关于针刺的方向问题，《针灸大成》上记载："转针（转针尖）向上气自上，转针向下气自下。"就是说要经气和针感向上传导，针尖要向上斜刺，如要经气和针感向下传导，针尖须向下斜刺。这是说针尖向哪里，针感就向哪里传导，这也是控制针感传导的方法之一。

我们在临床实践中也积累了一些心得，把这些零散的点滴体会归纳起来，有以下几条原则。

一、向空虚的方向刺

选准穴位，将针刺过皮下以后，再往下刺就向空虚的方向刺。要找缝隙、空洞、奥窍、松软之处，方可进针。如碰到坚硬、柔韧、滞涩或病人保护性地躲避、抽动、叫疼，即应改换方向，不可强刺。

二、向组织肥厚的地方刺

进针到达皮下以后，针尖应向组织丰满的地方刺，如针三间、后溪，应俯掌轻握拳，横针直刺；针鱼际穴，应仰掌微曲指，从赤白肉际下针向第 2 掌骨方向刺。这些地方组织肥厚又松软，易于进针。又如针环跳，则应向膝部内侧髁的方向刺；针曲池、中脘则应直刺，针头维则应沿皮向上，针丝竹空则应向眉中刺。总之向肥厚丰满之处刺，不能把针尖透出皮外。

三、根据补泻原则刺

按病情决定补虚泻实的原则之后，确定刺针的方向。针尖顺着经脉的走向而刺，是补法；针尖逆着经脉的走向而刺，是泻法。此即所谓"随而济之为之补，迎而夺之为之泻"的迎随补泻法。这是补泻方法之一，现在还有人使用。但一般多认为是"巧立名色"，实际无多大意义。究竟实际价值如何，尚待研究。

四、向病灶方向刺

病灶在何处，针尖宜向何方，要运气至病痛之所。如胸痛刺内关穴，针尖宜向上方，手指麻木刺内关穴，针尖宜向下方手指处。《针灸大成》上记载："病有远道者，必先使气达病所。"这是说在病灶远距离取穴时，要让针感传至病灶处。因此针尖就应该向病灶方向刺。针感如能传导至病所，这是最理想的。但临床上除有些对针感灵敏者外，如果距离太远，要"通关过节"，是不太容易的，须下功夫行针。但也常见有一针下去从腰部通过髋、膝、踝三个关节而到达足背者；也有针内关穴过肘关节麻至胸部者；针合谷穴通过腕、肘、肩关节麻到面部者，这是多种原因所构成的，不单是针刺方向问题。

五、向经脉循行线上刺

根据循经取穴的原则，在取穴时"宁失其穴,勿失其经"，可见经脉是重要的。所以针尖应循经脉通路刺，不可离开经脉，因为"经不舍穴，穴不离经"。穴道和经脉是有密切关联的。针刺时要看经脉走向，知其上下曲折。不讲迎随补泻，直刺经脉，或顺经脉或逆经脉刺均可，只要不离开经线即可。当然也有例外，如有的皮内针是横着经脉刺的，就是由经脉上横贯过去的，但实际也没离开经脉，这也说明向经脉上刺是正确的。

六、向有针感的方向刺

刺针的目的是为了找到针感，找不到针感，则要适当变换方向、深浅，在上下左右之间，灵活机动，探索感觉，以能够得气，使针感传导、扩散，尽可能达到预期目的为原则。

前面说过，针刺方向的掌握可以使针的感应朝着针尖的方向传导，因此在临床上，医者可以随自己的意愿掌握针感传导。要针感向下，就把针尖方向转向下方；要使针感向上，就把针尖方向转向上方。但是实践证明，有时并不一定随医者的意图而传导，当行针之后，针感很好，但向哪里传导却不由医者，若遇到这种现象，也不要过于强求，只要有良好的针感，效果还是比较理想的。

七、向安全的方向刺

凡刺针首先要考虑安全，要保证安全。针过皮下后，要缓慢进针，针尖要避开大血管、神经干、骨骼、韧带、重要组织器官等，以防发生医疗事故。千万不能一味要求针感，只管向空虚、病灶方向刺，而不顾安全。例如心、肺有病，心、肺是病灶，在胸部取穴时，穴位下面是胸腔，很空虚，但是不能刺透胸腔找病灶。

八、根据穴道部位决定针刺方向

有些穴道因其部位特征而有特定的方向，如风池穴应向内针刺成八字形；阳陵泉穴，针尖宜向下；内外膝眼穴，针尖应斜向上方，也成八字形；风府穴要平刺；中脘穴应直刺；等等。

以上提出八条原则，略举概要，临床上应全面考虑，紧密结合，决不能只抓一点，不顾全局。要灵活机动，贵在达到治疗目的而又确保安全。

第八节　行针要重视得气

"得气"即"气至"，就是针感，也叫针的感传作用。日本医学家称为针之响。这种针感是行针之后，病人产生酸、麻、胀、重、沉、痛、凉、热、抽、触电以及虫行蚁走等感觉；医者的手下则有轻微沉、紧、涩、重及吸引力等感觉。在外观上有时也可以看见针尾轻轻摆动，或病人肢体震颤或不由自主地抽动，或者穴位附近肌肉阵缩，这种现象即谓之"得气"。

金元时代针灸家窦汉卿在他作的《标幽赋》中描写得气的现象和重要性时说："轻滑慢而未来，沉涩紧而已至。既至也，量寒热而留疾；未至也，据虚实以候气。气之至也，如鱼吞钩饵之浮沉；气未至也，如闲处幽堂之深邃。

气速至而速效，气迟至而不治。"这段赋文不需解释，一望而知。如果针下轻、滑、慢，虚若无物，如刺豆腐一样，就是没有得气；如已得气，则针下沉、涩、紧，如鱼吞钩。还有《灵枢·九针十二原》篇说："刺之要，气至而有效，效之信，若风之吹云，明乎若见苍天。"这是描写针刺得气就好像风吹云散，天朗气清，疾病若失一般。又说："刺之而气不至，无问其数；刺之而气至，乃去之，勿复针。"这是强调针刺以得气为要，不得气可以再行针找感觉，使之气至，如已气至，达到目的，就不要再多行针了。

从临床实践和大量资料上来看，得气越早感传越远，效果越好。因此，为求达到得气和加强气至之效果，还有许多方法，如：气未至之时，要用各种手技，激发经气，找寻针感，促使针下得气，这叫行针催气法；如果气仍未来至，则将针置留不动，适当延长留针时间，等待气至，这叫做"静以久留，停针待之"的留针候气法；如已得气，为了使针感传导通关过节，直达病所，运用手技，使之向远方传导，这叫运针行气法；如果气至之后，为了加强其行气作用，将针捻向一个方向，稍稍用力，使针沉紧，暂时不动，则可使既得之气经久不消，这叫"经气已至，谨守勿失"的守气法。

还有要控制针感使之向一定方向传导的办法，如《金针赋》上说："按之在前，使气在后，按之在后，使气在前。"

就是在临床操作时，要针感向上传导，就按压在针刺穴位下方的经脉循行线上，"闭其下气"，使气上行；如要针感向下传导，就按压在针刺穴位上方的经脉循行线上，"闭其上气"，使之下行。这种方法有时也可能随人的意愿传导。不过，临床实践证明，得气与提插捻转疾徐轻重的手法、针刺的方向、针刺深浅、行针次数、候气时间、准确取穴、病程长短、病人体质、疾病性质、针具是否适宜等均有关系。所以得气不理想，不能只责之于一方，要全面考虑，随时变换方法。

得气是针刺穴道之后，经气运行的表现。它导源于脏腑，经气功能的强弱，可以反映脏腑气血的盛衰，代表机体抵抗疾病和调整气血的能力，所以说"气速至而速效，气迟至而不治"。但这句话只不过是说明针感确实重要罢了，实际上在临床上有的针刺感应虽然很轻微也能收到良好的效果。可见经络的传导作用，主要的是内在因素。外加的刺激条件，是通过内在因素和经络联系而起作用的。这种作用有的不一定当时就能感觉出来，要过一段时间才能生效。所以临床治病也不能一见针感不太理想就以为是"气迟至而不治"，放弃针灸疗法，那是很可惜的。须知有的原来针感不灵，针过几次之后，针感就灵敏了；原来针感很灵，针过几次之后，慢慢就不太灵了，这都是疾病向愈的表现。

总之，我们提倡重视得气，是要求医务人员熟练手法，高度负责，不是扎上了事，置针不管。要运用技巧，使之气至，但也不能单靠气至迟速来判断效果。所以，针灸医生必须耐心、细心、深入研究得气的问题。

第九节　简要补泻方法和疗程制定

针灸治病最讲究补泻，也就是刺激量的问题。这是针术中的重要环节，古今医家都很重视。有人说："扎针不灵，补泻不明"，确有道理。这也和用药一样，病重药轻，病轻药重，不及和太过都是错误的。元代针灸家杜思敬在《济生拔粹》上说："其病并依穴针灸，或有不愈者何？答曰：一则不中穴；二则虽中穴，刺之不及其分；三则虽及其分，气不至出针；四则虽气至，不明补泻，故其病成。"这就说明刺不中穴位、不及分寸、没有得气、补泻不明都是治不好病或疗效不佳的原因。《金针赋》上说："补则补其不足，泻则泻其有余。有余者，为肿，为痛，曰实；不足者为痒，为麻，曰虚。气速速效，气迟迟效。"因此在这里我们专门讨论一下简要补泻的方法。

古代的针灸书上有许多补泻方法，如捻转补泻、呼吸补泻、提插补泻、开合补泻、迎随补泻、疾徐补泻，还有以九、六之数的奇偶数补泻法。特别是明代李梴《医学入门》记载的补泻法，分阴经阳经、左手右手、左足右足、捻转呼吸、针尖方向、男女、左右、早晚时间，都有区别。杨继洲的《针灸大成》有补泻十二诀、刺八法，各有不同。这些方法有的过于简单，不很适用；有的则非常复杂，很难掌握，临床使用时往往顾此失彼。这样就把补泻手法神秘化繁琐化了。如明代高武在他的《针灸聚英》上批判综合手法说是"巧立名色"。汪机在他的《针灸问对》上主张简化补泻手法，反对复杂的综合手法，认为这是"聋瞽人耳目"。这些批判都有一定道理，值得注意。我们必须运用唯物辩证论的方法，取其精华，去其糟粕，批判地继承，才能作到"古为今用"，更好地为临床服务。

我们所讲的补泻方法，是根据《内经》上说的原则加以充实、简化应用于临床的。

《灵枢·九针十二原》上说："凡用针者，虚则实之，满则泻之，菀陈则除之，邪盛则虚之。"这段经文说明虚弱的病应当用补法，以充实之；胀满的病应当放泄，使之空松；有瘀血滞的病应当放血以除去之；邪气偏盛的要削弱它，纠正其太过。

《灵枢·经脉》又说："盛则泻之，虚则补之，热则疾之，寒则留之，陷下则灸之，不盛不虚以经取之。"这段经文也说偏盛的病要放泄削弱它；虚病要补；热病要快速针刺，要放血；寒病要补要慢要留针，要用灸法；陷下萎缩脱垂的病，要以灸法升提之；不虚不实的、寒热不著的病，则用平补平泻的方法，以调整脏腑经气，使之畅通平衡。

基于上述这些原则，根据病型的寒热虚实，病位的表里阴阳，综合为虚寒、实热或不虚不实三大类型，我们用针进行补泻也分三种方法：

简要补法：用针细而短；取穴少；手法用力轻；捻转提插幅度小而频率慢；病人感应弱而传导近；针刺分寸浅；行针次数少；留针时间短；间隔治疗。

简要泻法：用针粗而长；取穴多；手法用力重；捻转提插幅度大而频率快；病人感应强而传导远；针刺分寸深；行针次数多；留针时间长；连续治疗。

平补平泻法：介于补法和泻法之间，不轻不重，以调整其经络脏腑之气血使之相对平衡的一种手法，称为平补平泻法。

还有人认为"不盛不虚，以经取之"，是指虚实夹杂的病症。具体方法是以辨别出某经属虚则补之，某经属实则泻之。凡是虚实夹杂或上盛下虚的病候，都可应用先补后泻或补泻兼施的方法治疗，此法比较复杂。

以上不过是一般概要而已，具体应用还要注意病人的体质壮实或虚弱，针感迟钝或敏感等情况而定。总之要掌握"补泻勿过其度"的原则。

我们在临床上具体应用时，对体质比较虚弱的病人，肌肤浅薄，耐受针灸刺激程度低，可能晕针者；或初次受针，精神紧张，神经过敏者；小儿、妇人；证属虚、寒，麻木、功能低下者；或在重要脏器部位的穴道，就使用补法。常常取 2~4 穴，治疗和留针总时间 20~30 分钟。对体质较壮的病人，耐受针灸刺激程度强，有受针经验，肌肉肥厚，不畏针，情绪稳定，症属急性热病或疼痛痉挛，功能亢进或在四肢的穴道，就使用泻法，常常取 4~6 穴。治疗和留针总时间根据情况 40~50 分钟或以上。对剧痛、抽搐、痉挛的病，可延长至数小时，或一日针数次。如果抢救急性热病，在手足井穴快速点刺放血那就刺激更大些了。对一般的人普通的病就使用平补平泻法，每次取 3~5 穴，中等手法，以知为数，不过其度，治疗留针总时间 30~40 分钟。总之要按标本缓急，病情轻重，灵活处理。至于疗程，一般人，普通病，前 3 天每日针 1 次，以后隔日或隔 2 日 1 次，连续 10~20 次，历时约 1 个月为 1 个疗程。休息 2~3 周，如果需要，再开始 1 个疗程。对小儿麻痹、瘫痪病人施治几个疗程亦无妨碍。遇到顽固性疾病，用他法无效，亦有治 2~3 年之久者。对暴发突发病，一般一、二次即结束治疗。对急性热病，剧烈疼痛的病症，一日可刺数次，连针数日，直至症状减缓后可以按普通病再针几次，以巩固疗效。

　　总之，针刺后如果病人感觉疲乏，应给予休息，恢复后再行针刺。除救急外，勿急于求成。"治病之法，用针最捷"，这是说比用其他疗法快，对慢性病还得耐心长期施治。

以上就是现代常说的，弱刺激起兴奋作用，称为补法。强刺激起抑制作用，称为泻法。中等刺激不轻不重，称为平补平泻法。

不论哪种手法，都是通过针灸的刺激，利用人体本身调节功能和管制机制，对机体有关组织器官的病理变化，起到调整、调节的作用，而达到治病目的。

在人体疾病的发生发展过程中，其症状表现是错综复杂的，必须运用阴阳、经络、藏象等中医基本理论，进行分析归纳，以辨别其阴阳、表里、虚实、寒热，然后确定治则和治法，一般是按照以下原则：

阴证——性属虚寒，功能低下，应补应灸。

阳证——性属实热，功能亢进，应泻应针。

表证——病变部位浅，宜浅刺。

里证——病变部位深，宜深刺。

虚证——对虚弱的病，宜补宜灸。

实证——对实热的病，宜泻宜针。

寒证——对虚寒下陷的病，宜长期施灸。

热证——对热性病，宜泻，宜疾发针，放血治疗。

第十节　要精穴疏针

用针灸治病，虽无多大痛苦，但对患者来说，总是一种精神上和肉体上的负担。因此要尽量取穴中肯，抓住要害，少刺穴位，做到精穴疏针，以减轻病人的痛苦，千万不要不讲穴位或急于求效，认为多多益善，乱扎乱刺，给病人造成不应有的痛苦，使人畏针不敢就医。

精穴疏针比如用兵，兵贵精而不在多；比如打靶，只要瞄准，一发即可中的；比如开锁，只要钥匙对号，一触即开。因此我们要首先关心病人，体贴病人，树立痛病人之所痛的思想，然后熟悉配穴方法，就能做到精穴疏针，而收到良好的效果。

针灸医学经过数千年的长期实践，前人经验提炼出来许多"特要穴"，就是精穴疏针的良好配穴方法。比如：原络配穴、俞募配穴、五输配穴、郄穴、八会穴、八脉交会穴等，都是少而精的配穴方法。又如为大家所习诵的脍炙人口的《行针指要赋》就是对某一种主症，抓主要矛盾，选1~3个主穴，然后再取若干配穴即可。现在我们在临床上对一般成年人普通的疾病取3~5穴，刺4~8针。我们认为这也和用药一样，药味少，效力专。古代的经方药味很少，如大承气汤只四味药，甘麦大枣汤只三味药；后世的时方药味也不多，桑菊饮八味药，银翘散十味药；近代中医基础较好，有经验的医生用药也不太多，如宫外孕汤五味药，《蒲辅周医案》上的处方一般也不过十二、三味药。由此可见，用药贵精而不在多，何况针灸取穴刺人皮肉，更宜精选了。作者根据自己的经验精选了特要穴歌诀附于治疗篇。请参考。

第十一节　刺针的禁忌

在临床上使用针灸疗法，必须了解刺针的禁忌，否则不但效果不佳，还可能发生医疗事故，不可不慎。一般说应注意下列几点：

一、部位和穴位的禁忌

按刺针的部位来说，举凡眼球（金针拨内障除外）、睾丸、乳头、生殖器、炎症区（火针治乳腺炎例外）、糜烂区、癌变区、断肢残端、胎儿区、大血管（放血例外）、神经干、肌腱（古针法有"关刺"刺尽筋，即专刺肌腱附着处，治筋痹；"恢刺"直对肌腱前后横卧多针向透刺，以松解肌腱的挛缩，现在还有人用）、骨骼、腹部肿瘤等不宜针刺；妊娠期不宜针合谷、至阴、三阴交及腰骶部的穴位；特别是延髓区不宜深刺，五脏六腑均不可直接刺激。一定要把针刺到安全的空洞、缝隙、孔穴之中（可参阅本文刺针方向）。

二、重要脏器的禁忌

《素问·诊要经终论》中说："凡刺胸腹者必避五脏。"《素问·刺禁论》上也说："脏有要害，不可不察""刺脊间中髓，为伛""刺缺盆中内陷，气泄，令人喘咳逆""刺膺中陷中肺，为喘逆仰息""刺腋下肋间内陷，令人咳。刺少腹中膀胱溺出，令人少腹满。刺匡上陷骨中脉，为漏为盲"。可见早在二千多年前就知道脏、腑、脑、脊髓与膀胱等均不可刺伤，万一误伤就会导致严重的后果。此外还有许多记载刺破动脉出血不止，发生事故，形成血肿，甚至死亡的。因而列为禁刺的部位。所以古代禁针、禁灸穴位就有七十处之多。现在的针灸工具、医疗条件和生理解剖知识，远远超过古代，自然禁针禁灸的穴位也就少了。

三、生活起居及临时情况的禁忌

《灵枢·终始》上说："凡刺之禁，新内勿刺，已刺勿内；已醉勿刺，已刺勿醉；新怒勿刺，已刺勿怒；新劳勿刺，已刺勿劳；已饱勿刺，已刺勿饱；已饥勿刺，已刺勿饥；已渴勿刺，已刺勿渴；大惊大恐，必定其气乃刺之；乘车来者，卧而休之，如食顷乃刺之；出行来者，坐而休之，如行十里顷乃刺之。"这段经文明确指出，凡在针灸的前后，必须禁忌房事、醉酒、愤怒、过劳、过饱、大饥、大渴、大惊、大恐等。并且从远处徒步来就诊者，都必须适当休息，精神不要紧张，否则不但容易发生晕针，而且疗效不佳。必须在患者心平气和，宁神定志、不慌不忙，生活正常的情况下，方可针灸。针后也必须休息片刻再进行活动。例如周围性面瘫，在施行针灸后，最好在 1~2 小时内勿多说语，勿吃饭，勿喝水，勿使冷风吹面，静静休息一会，效果就快。此外，盛夏酷暑、雷霆闪电、大汗淋漓、气候剧变之际，或严寒风雪，手足冰凉，都要等待心平气定、手足温暖之后再行用针。这与调神篇之患者调神的意思是一样的。

四、特殊情况的禁忌

病人在极度衰弱的情况下，也要慎重刺针。《灵枢·五禁》篇中指出了五夺不可针刺：①形肉已夺（极度消瘦）；②大夺血之后（大出血后）；③大汗出之后；④大泻之后（严重腹泻后）；⑤新产及大血之后（产褥期或产后大出血）。这些都是正气大损，体质极弱，一般不用针法。《灵枢·九针十二原》篇中说："凡将用针，必须诊脉，视气之剧易，乃可以治之。"这是说对机体极度衰弱或病情严重的都应慎重处理。《灵枢·终始》又说："阴阳形气俱不足者，勿取以针。"《千金方》上说："每针常须诊脉，脉好乃可针，脉恶勿误针也。"这都是说病人如果属于严重衰竭、形瘦骨立的恶病质，自身已无调节和抗病能力者，则不予针刺。

以上是针刺禁忌的概要，仅供参考。

附：刺针禁忌歌

针刺避忌雷大风，饥饱醉怒渴劳惊，

男女起居犹坚守，斟酌病情缓急行。

缓病欲治择时日，急病行针莫稍停，

五夺衰竭亦应忌，刺中脏器必多凶。

第十二节　晕针的预防和处理

晕针在临床中较为常见。医者要学会预防和处理。晕针的发生，一般和精神紧张、体质虚弱、手法过强有关。虽有人观察说晕针之后疗效会有较大进展，但是只是一家之言，还是应该避免出现。

一、晕针的预防

1. 对于初次受针的患者，如果为老人、儿童、体弱之妇女，要想到晕针之可能。在第一次治疗时尽量精简穴位，使用轻手法。最好采取卧位针刺。待其适应以后，再逐步增加针刺数量和加强手法。

2. 对于精神紧张的患者，要尽量做到进针不痛。使用轻柔手法，使患者针后有舒适之感，逐渐减轻其畏惧心理。不要急于求成，使用过重的手法或追求强烈的针感。

3. 对于远道而来，气喘吁吁或大汗淋漓的患者要让其休息片刻；要嘱咐患者针刺治疗前应注意正常饮食，不要空腹扎针，也不要在刚吃饱时扎针。可以参见治神一节。

4. 对每个人都要仔细询问病史，有严重心脏病、精神心理疾病者要审慎用针，精简腧穴，轻柔手法。

5. 在行针过程中，要一边治疗一边观察病人的神情，如果病人面色口唇发白，自汗出，诉心悸或心慌，头晕，则有晕针的可能，要及时处理。晕针虽然在临床中不能完全避免，但不能让患者晕倒，晕倒算是医生的失败。要仔细观察，及时处理。

二、晕针的处理

先要把针全部起出，予以平卧，或给予少量饮水，即可恢复。如果患者仍诉心慌恶心，可以按压内关穴，可以很快缓解症状。如果患者昏迷不醒，可给予指掐人中或针刺人中、百会、足三里，可使之苏醒。

第十三节　针医临证要诀

追根溯源求其本，四诊八纲阴阳分。

辨证论治是基础，理法方药要审慎。

治疗手段针灸药，医患双方都治神。

体位姿势随机变，补虚泻实必须分。

针具长短有粗细，指力技巧功夫真。

肥瘦修短各不同，病位表里度浅深。

丹田元气运手指，专心致志聚精神。

感传迟速判效果，粗心大意莫行针。

——谢锡亮

第五章
灸术要领

艾灸疗法历史悠久，治疗范围广，治病疗效好。操作虽然简单，但是在治疗过程中也有一定的技巧和要求，不可不知。

第一节 灸法介绍

灸法古称灸焫。是利用菊科植物——艾叶作原料，制成艾绒，在一定的穴位上，用各种不同的方法燃烧，直接或间接地施以温热刺激，通过经络的传导作用而达到治病和保健目的的一种方法。清代吴亦鼎在《神灸经纶》上说："夫灸取于火，以火性热而至速，体柔而用刚，能消阴翳，走而不守，善入脏腑。取艾之辛香作炷，能通十二经，入三阴、理气血，以治百病效如反掌。"概括地说明了灸法治病的特性和效果。

灸法不仅能治病，而且能防病。唐代孙思邈在《备急千金要方》上说："宦游吴蜀，体上常须两三处灸之，勿令疮暂差，则瘴疠瘟疟之气不能着人。"这是实践经验的总结。近代日本医家有在整个工厂或学校全体施以灸灼，作为一项保健措施，实验结果证明灸法确有增强体质和预防疾病的作用。

针与灸都是在经络穴位上施行的，有其共同之处，两者往往结合使用。但是必须指出，灸法有其自己的独到之处，不能以针代灸。过去国内外有许多名医单用灸法治病，我国和日本都有专门灸师，与针师并列。《灵枢经》上说："针所不为，灸之所宜。"说明灸法在某些方面是优于针法的。

灸法虽然略有烧灼皮肤之痛，但不像针刺那样深入肌肉而达体内。所以人们不甚畏惧而乐于接受，是很容易推广的一种治病方法。

近代对于灸法做过许多科学研究工作。根据国内外医学资料和临床实践证实：灸法能够活跃脏腑功能，旺盛新陈代谢，产生抗体及免疫力，所以长期施行保健灸法，能使人身心舒畅，精力充沛，却病延年。施灸对于血压、呼吸、脉搏、心率、神经、血管均有调整作用；能使胆固醇降低，血沉沉降速率减慢；对血糖、血钙以及内分泌系统的功能也有显著的调节作用。

灸法的特点是既能使亢进的功能得到抑制，也能使衰退的功能兴奋而趋向正常生理的平衡状态。因此灸法对人体是一种良性刺激，对增强体质大有裨益，不论病体、健体都可以使用，尤其对衰弱儿童有促进发育的作用，所以灸法的使用范围是很广泛的。

通过长期实践，人们在很早以前就知道艾是一种灸疗用的最好的原料。艾叶是一种中药，为多年生草本，属隰草类植物，叶似菊，表面深绿色，背面灰色有茸毛。性温芳香，五月采集，叶入药用。以湖北蕲州者为佳，叶厚而绒多，称为蕲艾。

艾叶的功用：性温热，味苦无毒，宣理气血，温中逐冷，除湿开郁，生肌安胎，利阴气，暖子宫，杀蛔虫，灸百病，能通十二经气血，能回垂绝之元阳。用于内服治宫寒不孕，行经腹痛，崩漏带下。外用能灸治百病，强壮元阳，温通经脉，驱风散寒，舒筋活络，回阳救逆。现代认为艾灸对于调动人体内在积极因素，增进机体防卫抗病能力，具有十分重要的意义。它有温养细胞，旺盛循环，增加抗体，改变血液成分，调整组织器官功能的作用。

总之，艾用于灸法，其功效确非我们意想所能及的。艾火的温热刺激能直达深部，经久不消，使人发生畅快之感。若以普通火热，则只觉表层灼痛，而无温煦散寒之作用。灸法也和针法一样，能使衰弱之功能旺盛，也能使亢进之功能得到抑制。虚寒者能补，郁结者能散，有病者能治病，无病者灸之可以健身延年。

明代药物学家李时珍在《本草纲目》里说："凡用艾叶，须用陈久者，治令软细，谓之熟艾；若生艾，灸火则易伤人肌脉。"因此，必须用陈久的艾叶，而且越陈越好，有"七年之病必求三年之艾"的说法，这也确有道理。因新艾含挥发油多，燃之不易熄灭，令人灼痛；陈艾则易燃易灭，可以减少灼痛之苦。

艾绒必须预先制备。取陈艾叶经过反复晒杵，筛拣干净，除去杂质，令软细如棉，即称为艾绒，方可使用。而艾绒又有两种，以上法炮制者为粗艾绒，500g可得300~350g，适用于一般灸法。如再精细加工，经过数十日晒杵，筛拣数十次者，500g只得100~150g，变为土黄色者，为细艾绒，可用于直接灸法。现在有机制细艾绒成品出售，是做印泥的原料，可以用于直接灸法，物美价廉可以选购。

各种艾卷市场有成品出售，可以选购使用，制法这里省略。

第二节　艾炷形状大小及使用的原则

艾叶经过加工以后，称为艾绒。艾绒做成一定形状之小团，称为艾炷，艾炷燃烧一枚，称为一壮。

艾炷之形状大小，因用途不同而各异。如用于直接灸，必须用极细之艾绒，一般如麦粒大，做成上尖底平、不紧不松之圆锥形，直接放在穴位上燃烧；用于间接灸法，可以用较粗之艾绒，做成蚕豆大或黄豆大、上尖下平之艾炷，放在姜片、蒜片或药饼上点燃；用于温针灸法则取粗艾绒做成既圆又紧如枣核之大小及形状，缠绕针柄上燃烧；用于艾卷灸，做成既匀又紧，如蜡烛之大小及形状的长条，点燃后温灸之。

每次灸之壮数多少及大小，以病人的病程、病情、病位、补泻、穴位、有无受灸经验、是否要求化脓及气候等条件而定，大致如下表 (表5-1)：

表 5-1　艾炷形状大小及使用的原则

艾炷宜多宜大	艾炷宜少宜小
成人体壮者	妇女、儿童、年老体弱者
新病者	久病者
病重病急	病轻病缓
实热痛疼	虚寒麻木
病在脏腑	病在四肢头项
用泻法	用补法
穴位在腹背四肢	穴位在头项手足末梢
有受灸经验	无受灸经验
化脓灸	非化脓灸
气候寒冷	天气炎热

第三节　施灸壮数、疗程、程度及用量

每燃烧一个艾炷为之一壮，每灸一次少则3~5壮，多则可灸数十壮、数百壮。至于施灸的时间长短原则是：灸从久，必须长期施行方能见功（这是指慢性病而言）。一般前三天，每天灸一次，以后间隔一日灸一次，或间隔两日灸一次，可连续灸治数月、半年甚至一年以上。如果用于健身灸，则可以每月灸三四次，终生使用，效果更好。如果是急性病、偶发病，有时只灸一二次，就结束了。如果是慢性病，顽固性病，间日或间隔三、五、七日灸一次均可。

总之以需要而定，不必限制时间和次数。要根据具体情况全面考虑，各适其宜，恰到好处，这样和用药的分量一样，要以无太过不及之弊为原则。

《医学入门》上说："针灸穴治大同，但头面诸阳之会，胸膈二火之地，背腹阴虚有火者，亦不宜多灸，惟四肢穴位最妙，凡上体及当骨处，针入浅而灸宜少，下肢及肉厚处，针可入深，灸多无害。"这是说：头面及胸膈以上，均不宜多灸，下部肉厚处，多灸不妨。在临床上，凡肌肉菲薄之处，骨骼之上，以及大血管和活动关节，皮肤皱纹等部位，均避免直接灸法。凡肌肉肥厚之处，任何灸法均可适用。

至于灸的程度，前人有成熟的经验。如《医宗金鉴》上说："皮不痛者毒浅，灸至知痛为止；皮痛者毒深，灸至不知痛为度。"这是指外科灸疗痈疮毒而言。更具体地说："凡灸诸病，必火足气到，始能求愈。然头与四肢皮肉浅薄，若并灸之，恐肌骨气血难堪，必分日灸之，或隔日灸之，其艾炷宜小，壮数宜少。有病必当灸巨阙、鸠尾二穴者，必不可过三壮，艾炷如小麦，恐火气伤心也，背腰下皮肉深厚，艾炷宜大，壮数宜多，使火气到，始能去痼冷之疾也。"

根据以上说法，使我们领会到，灸法既是一种温热刺激，就必须达到一定的温热程度，决不能浮皮潦草，用艾烟熏烤，表热里不热，就算是灸法，结果达不到治疗的目的，还误以为灸法无效。这才真正是"灸不三分，是谓徒冤"（白吃苦头）。古人多主张用直接灸，如《针灸资生经》上说："下经云：凡著艾得灸疮发，所患即差，不得疮发，其病不愈。"这是说每灸必须化脓，病才能痊愈。现在我们除有意识地使用化脓灸法以外，一般灸法不必烧伤皮肤，成为灸疮，也同样有效。

总之，一般说直接灸之艾炷，以麦粒大小为适宜。成年人，每穴五、七壮，小儿灸三、五壮。每次取三、五、七穴为标准，临床上可适当调整艾炷之大小、穴位及壮数。如用于外科，灸阑尾炎或疔痈初发时，可在合谷、手三里等穴施灸，阑尾穴每次可灸百壮左右，一日灸二三次，会使炎症消散，收到意外的效果。

第四节　施灸注意事项

一、医生的责任和态度

使用灸法和用针法一样，医生首先要有坚强的自信心，耐心细致地宣传灸法的好处，做好病人的思想工作，说服病人相信灸法，鼓励病人树立战胜疾病的乐观主义精神，要有信心和毅力，坚持下去，长期和疾病作斗争。

医生的态度要严肃认真，专心致志，手眼并用，切勿掉以轻心，草率从事，防止灸不好，徒伤皮肉，而于病人无益。《灵枢·官能》上说："语徐而安静。手巧而心审谛者，可使行针艾。"由此可见，对针灸医生的要求是很严格的，首先是举止要稳当，安详而持重，其次是手巧而心细。这样的医生才能使用针法和灸法。

二、要注意空气冷暖的调节和安全

施灸时不免要有烟熏和艾味，艾本来具有芳香气味，有的人很爱闻，有的人则嫌有气味，因此在避免风吹病人的条件下，可以开窗调换空气。施灸时要脱衣服，应特别注意室内的温度和内外隔障，尤其在冬季严寒和夏季酷暑之际，更应注意使病人舒适。

灸法最易落火，烧灼皮肤和衣服，应小心处理，当心失火。应用物品必须具备，如坐灸之椅，卧灸之床，各种灸料及点火之香等一应用具，务必事先备妥。

三、必须做到姿势端正，体位舒适，穴道准确

《千金方》上说："凡点灸法，皆须平直；四肢勿使倾侧。灸时孔穴不正，无益于事，徒破皮肉耳。若坐点则坐灸之；卧点则卧灸之。"可见对体位非常重视。这是很有道理的，应该注意端正姿势，然后施灸。灸胸腹应仰卧，腰及下肢后面应伏卧，肩背部要正坐，手足肘膝以下也以正

坐为宜。尤其要注意体位自然，肌肉放松，勿取勉强体位。因为，直接灸往往需经多次反复施灸，第一次要打好基础，否则穴位不准，再行更换，则从头灸起，就又要再受些痛苦。临床上在施灸中发现穴位不准，要随时修正。长期施灸者尤应注意。

四、灸法与消毒

在皮肤上施灸，一般对消毒要求不太紧要。不过直接灸时，应用 75% 酒精棉球消毒，擦拭干净，面积要大些，以防灸后皮肤破溃，继发感染。至于灸的原料不需消毒，只要将艾绒晒干，生姜用时洗净即可。

五、灸疮的处理

凡用灸法烧破皮肤，均可涂龙胆紫或碘伏，用敷料保护。尤其用直接灸法，往往发生起疱、结痂、溃烂等灸疮现象。为了防止摩擦，保护皮痂，预防感染，可以用消毒敷料或淡膏药覆盖，再灸时揭开，灸后再盖上。如发生继发感染，可用消炎药膏或玉红膏（成药）涂贴。

六、晕灸的防治

晕灸者虽不多见，但发生晕灸时也和晕针一样，会出现突然头昏、眼花、恶心、颜面苍白、脉细手冷、血压降低、心慌汗出，甚至晕倒等症状。多因初次施灸或空腹、疲劳、恐惧、体弱、姿势不当、灸炷过大、刺激过重的关系。一经发现，要立即停灸，让病人平卧，一般无甚危险。但应注意施灸的禁忌，做好预防工作，在施灸中要不断留心观察，争取早发现、早处理、防止晕灸为好。

七、施灸与保养

灸后调养的方法和针后的调养是一样的，要注意乐观愉快，心情开朗，精心调养，戒色欲，勿过劳，清淡素食等以助疗效。

附：灸后调养歌

灸后风寒须谨避，七情莫过慎起居，

生冷醇酒嫌味厚，蔬食淡饮最合宜。

八、要注意灸料的质量

艾绒之粗细好坏，与施灸之关系极大，务必考究。特别是直接灸，必须用极细之艾绒，最好买成品，久贮之，密藏之。因艾绒最易受潮，用时晒干，以便点燃。生姜要保持新鲜，平时要埋入湿土之中，用时取出洗净。艾卷要坚实、均匀，保持干燥。

九、施灸的顺序

《千金方》记载："凡灸当先阳后阴……先上后下。"这里说的是施灸的顺序。如果上下前后都有配穴，应先灸阳经，后灸阴经，先灸上部，再灸下部，也就是先背部，后胸腹，先头身，后四肢，依次进行。取其从阳引阴而无亢盛之弊。所以不可颠倒乱灸。如果不讲次序，先灸四肢，后灸头面，往往有面热、咽干、口燥的后遗症或不舒服之感觉。即便无此反应，也应当从上往下灸，这也和针刺取穴一样，循序不乱，不会遗忘，而免得病人反复改变姿势，费事费时间。

施灸配穴的原则：凡灸上部以后，必须在下部配穴灸之，以引热力下行。凡是全身性和内脏疾患，或做健身灸，都是双侧取穴。局部病或一个肢体的病，只取局部或一侧的穴位。当然属于任、督二经的穴位自然是取单穴了。凡初施灸必须注意掌握刺激量，一般原则是：其壮数先少后多，其艾炷先小后大，逐渐增加，不可突然大剂量施灸。

十、施灸的时间

上午、下午均可，一般阴晴天也不需避忌，失眠症可在临睡前施灸，出血性疾病，随时灸之。止血后，还应继续施灸一段时间，以免复发。

十一、要注意穴位和禁忌的部位

虽然身体上任何部位均可施灸，而殆无危险之说，但不经考虑，不定穴位，随便施行艾炷灸，也是不妥当的。必须根据既定的经络经穴施行。对于颜面部及后头部，不应使用直接灸，以免残留丑陋灸痕，万一非灸不可时，则应用极小的灸炷，再者皮下静脉亦应尽量避开为宜。

十二、施灸的副反应

由于体质和病状不同，开始施灸可能引起发热、疲倦、口干、全身不适等反应，但一般不需顾虑，继续施灸即能消失。必要时可以拉长间隔时间，如发生口渴、便秘、尿黄等症状，可以服中药加味增液汤（生地 15g、麦冬 15g、元参 15g、肉苁蓉 15g。日一剂，分两次服）。

第五节　常用灸法及技巧

一、直接灸法

即将艾炷直接放在穴位上燃烧，温度约达 70℃；此法又分为两种，一为化脓灸，一为非化脓灸。

（一）化脓灸

也称瘢痕灸、着肤灸、打脓灸。古代多用此法，因艾炷大，如枣核，要求下广三分，一、二次灸成，令发灸疮，致皮焦肉烂，痛苦不堪，人多畏惧，不愿接受。现代仍有沿用此法者。如有些地方防治哮喘、慢性气管炎，专门在三伏天，炎热季节，灸背部腧穴，大炷烧灼，致令成疮，称为打脓灸（此法效果虽好，但我们一般多不主张急于求成，可以改为小炷多次的缓和方法，代替大炷灸法，徐徐灸之，日久亦能见功）。

操作技巧：首先做好病人的思想工作，安置体位，审定穴道，用75%酒精棉球消毒，然后也可以用龙胆紫点个小点，打个记号。然后取极细之艾绒，做成麦粒大小（比麦粒稍大也可以）圆锥形之艾炷，把它直立放置于穴位之上，再用线香从顶尖轻轻接触点着，使之均匀向下燃烧。第一壮燃至一半，知热即用手指捏起或按灭；第二壮不去艾灰仍在原处，燃至大半，知大热时即用手捏起或按灭；第三壮燃至将尽，知大痛时即迅速用手捏起或按灭。同时医生可用左手拇、食、中三指按摩或轻叩穴道周围，可以减轻痛苦。如灸数次，再灸就不太痛了。耐心灸至十余壮后感觉一热即过，却无甚痛苦，连灸多次，不数日即能达到化脓之目的（或不化脓只要这样长期施灸，同样收效，可免炮烙之苦。现在多采用此法）。临床上灸关元穴治缩阳症，或遗精、早泄，一次可灸二、三百粒。用小艾炷灸至三百壮时，约有5cm×5cm皮肤起红晕，3cm×3cm组织变硬，2cm×2cm即中心部被烧黑。初灸时尚觉灼痛，以后一热即过，没有痛苦，反觉舒服。

用这种灸法，初灸之后，局部变黑、变硬，结痂，下次再灸就在硬痂上施灸。如果化脓，可以按压排出脓液再灸。如果痂皮脱落，可以用敷料覆盖，等结痂后再灸。

至于灸疮化脓，多属无菌性，勿须顾虑，这和一般疮疖或创伤性炎症不同，未见发生过什么问题。只要溃疡面不弥漫扩大，只管连续施灸。如果化脓过多，溃疡不断发展，脓色由淡白稀薄，变为黄绿色的脓液，或疼痛流血，而且有臭味，即为继发性感染，可以用外科方法处理，很快就会痊愈。一般说灸疮化脓，是属于良性刺激，能改善体质，增强抗病能力，从而达到防病治病的作用。千万不要一见化脓就顾虑重重，影响施灸。通常灸疮不加治疗，30天左右就自然痊愈了。但化脓灸后要用敷料保护，以防继发感染和摩擦。

化脓灸之适应证：哮喘，慢性胃肠病，体质虚弱，发育不良，慢性气管炎，肺结核，阳痿，遗精，早泄，缩阳症，其他慢性病，顽固病均可使用，也可以试灸于癌症、艾滋病及难治性疾病。

（二）非化脓灸

取麦粒大小之艾炷，如上述方法在穴上燃烧，知痛即去掉或按灭，每穴一般灸三、五壮，局部发红为止。其结果最多是起小水疱，一般不至于化脓，不须处理。如果施灸过重起大水疱，可以用消毒过的针灸针穿破放水。如需连续施灸，可在皮肤略恢复后在原处再灸，用这种方法比较方便，但是必须常灸，每次多灸几穴，才能收效。现代日本医者多用此法，应用很广。凡是灸法之适应证，均可用此法施灸，根据我们临床实践的体会，化脓灸和非化脓灸，只是程度上的不同，酌情使用，无需严格区别。

二、间接灸法

也叫隔物灸、间隔灸，即利用其他药物将艾炷和穴道隔开施灸，这样可以避免灸伤皮肤而致化脓，另外还可以借间隔物之药力和灸的特性发挥协同作用，取得更大的效果。此法早已被广泛利用。常用的有：

（一）隔姜灸法

是用姜片作间隔物。生姜入药，辛温无毒，升发宣散，调和营卫，祛寒发表，通经活络，治风邪寒湿。取新鲜姜和艾结合起来施灸，既能避免直接灸遗留瘢痕的缺点，又能和生姜发挥协同作用，有相得益彰之效。

操作技巧：要掌握以下几点要领。首先要选择大块新鲜生姜，切成比五分硬币略厚的大片（约一分多厚）。太厚不宜传热，太薄易烧伤，厚薄要均匀。用针灸针或三棱针在其上点刺许多孔，以便热力传导。艾炷不宜过大，如蚕豆或黄豆大即可。艾炷勿过于紧实，也不能过于松散。过紧则燃烧时间长，热度过高；过于松散，则燃烧太快，易脱掉火星。每点燃一个，待其尚未烧完时在旁边接续一个，使之引燃，这样就不必再点火了，还可以使艾灸面积不断扩大，产生连续不断的温热刺激，热一大片。如果只放一个大艾炷，先燃上部，下边不热，后来接近姜片则热力剧增，超过45℃，容易起疱。隔姜灸起疱，是技术错误，特别是颜面部更宜避免。

施灸时每次可放2~3个姜片，灸2~3个穴道，灸妥后再换新穴，多则忙不及了。如果灰烬和残艾积累过多，则予以清理，重新上艾炷施灸。在施灸中即便病人不叫痛，也应不时拿起姜片看看颜色，经常移动姜片。因为有些病人局部神经麻痹，知觉迟钝，最易施灸过度，发生水疱。一般每片姜烧过二、三壮觉热以后，更应当心，专心致志，勤动勤看，以局部大片红晕汗湿、病人觉热为度。

施灸后宜暂避风吹，或以干毛巾轻柔覆之，促使汗孔闭合。如灸面神经麻痹则应在灸后一小时内少说话，不喝水，不吃食物，安静休息，以利恢复。

隔姜灸之适应证：呕吐、泄痢、腹痛、肾虚遗精、风寒湿痹、面瘫、麻木酸痛、肢体痿软无力等。尤其对面瘫更为适宜，治疗本病用隔姜灸法，疗效优于针法。但宜讲究技巧，每日或间日温灸一次，将瘫痪部位之主要穴道，灸红灸热才能收到良好的效果。

（二）隔蒜灸法

用蒜作间隔物。大蒜入药，辛温有毒，性热喜散，有消肿化结、拔毒止痛之功。施灸时取独头紫皮大蒜，切一分厚数片，或用蒜数瓣，略捣碎，呈泥状，放置或糊于局部，将艾炷放上施灸。最好放在疮头上，即炎症区之顶点。如果漫肿无头，可贴湿纸，先干者为疮头，此即施灸之中心。艾炷如黄豆大，松紧适度，火力均匀，耐心施灸。灸的程度，若不知痛灸到知痛为止，知痛灸到不知痛为度。每日灸一、二次。初发者可能消散，化脓者亦可大大缩短病程，不只减轻炎症期、化脓期痛苦，还能促使早日愈合。

隔蒜灸之适应证：治阴疽流注，疮色发白，不红不痛，不化脓者，不拘日期，宜多灸之。对疮疔疖毒，乳痈，一切急性炎症，未溃者均可灸之。亦治虫蛇咬伤和蜂蝎蜇伤，在局部灸之，可以解毒止痛。治瘰疬、疮毒、痈疽、无名肿毒等外科病症有奇效。临床上也治肺痨者。蒜有刺激性，灸后应用敷料遮盖，防止发疱、摩擦和溃烂。

（三）隔附子饼灸法

用附子饼作间隔物。附子入药，辛温有毒，走而不守，消坚破结，善逐风寒湿气，以灸溃疡，气血虚弱，久不收敛者为佳，用附子研成细粉，加白及或面粉少许，用其黏性，再以水和调捏成薄饼，约一、二分许厚度，待稍干，用针刺许多孔，放在局部灸之。治外科术后或疮疡溃后久不收口，肉芽增生，流水，无脓，以及臁疮，频频施灸能祛腐生肌，促使愈合。一饼灸干，再换一饼，以内部觉热为度。可以每日或隔日灸之。

（四）隔盐灸法

将纸浸湿，铺脐孔中，用碎盐填平，上放艾炷灸之，觉痛即换艾炷。不拘壮数，遇急病可以多灸。对霍乱吐泻致肢冷脉伏者，有回阳救逆之效，要连续施灸，以指温脉起为度；对寒证腹痛、痢疾、中风脱症，四肢厥冷亦有良效；对一切虚弱症有良效，但宜多灸。

三、温针灸法

此法最早见于《伤寒论》。又名传热灸，烧针尾。明代高武《针灸聚英》上说："近有为温针者，乃楚人之法。其法，针于穴，以香白芷作圆饼套在针上，以艾蒸温之，多以取效。"可见此法流传已很久了，多年来江浙一带颇为盛行，现在全国各地都有人使用。此法有一举两得之妙，既达留针之目的，又加热于针柄，借针体而传入深部。其适应证很广，南方有些针灸医生，几乎每针必温，不扎白针（干针、冷针）。

操作技巧：要温针时，应选略粗之长柄针，一般在28号以下最好，长短适度。刺在肌肉深厚处，进针后行针使之得气，然后留针不动，针根与表皮相距约二、三分为宜。将硬纸片剪成方寸块，中钻一孔，从针柄上套入，以保护穴道周围之皮肤,防止落下火团烧伤。取粗艾绒,用右手食、中、拇三指,搓如枣核之形状大小,中间捏一痕,贴在针柄上,围绕一搓,即紧缠于针柄之上,然后用火柴从艾炷之下面周围点燃,待其自灭,再换艾炷,一般三、五壮后,穴道内部觉热为止。

施灸中如果不热,可将艾炷放得靠下一些,过热觉痛时可将艾炷向上提一些,以觉温热而不灼痛为度。一次可烧三、五针或更多。此法方便易行,应大力提倡,但必须小心防止折针,因烧过多次之针,最易从针根部折断,而且医生要在平时反复练习缠绕艾炷的手技,熟练者一触即妥,几秒钟就能牢固地放在针柄上。肯下功夫,能练几个小时手就巧了。温针灸的艾炷,要光圆紧实,切忌松散,以防脱落。温针灸之适应证,为偏于寒性的风湿疾患,关节酸痛,凉麻不仁,便溏腹胀等虚弱之症均可用之。

四、艾卷灸法

此法自明清以来就已经很盛行了。艾卷有加中药的,有不加中药的,其名称有:太乙针、雷火针、药艾卷、念盈药条、纯艾条等,艾卷灸法手技分两大类:

(一)实按温热灸法

多用于太乙针和雷火针,其法是取棉布或棉纸折叠数层如手掌大,放在穴位上,再用两支针点着,不起火苗,每次用一支，实按穴上稍停即起，起来再按，几次之后艾卷将灭，另换一支，交替按压，垫布将烧焦黑，而不能使烧着起火，反复数次之后，穴位上即出现大面积的温热和红晕的现象，热力深入久久不消。此法优点：灸得快、省时间、面积大。

（二）悬起温和灸法

此为常用法，一般有药无药之艾卷均能使用，比较方便易行。

操作技巧：将一支艾卷点着，右手持艾卷，术者左手中、食二指放于被灸的穴道两旁，其任务是通过术者的感觉探知热度高低，可以测知患者受热程度，又便于在万一落火时随时扑灭，还可在患者发痒、发热，觉痛时予以揉、搓、按摩。右手持艾卷垂直悬起，照射穴道之上，离皮肤3~4cm，直接照射，使病人觉得温热舒服，以至微有热痛感觉。如果觉得太热时，即可缓慢做上、下、左、右或回旋之移动，使温热连续刺激。每次可灸3~5穴，每穴约10分钟，以30~60分钟为度，过多则易疲劳，少则达不到温热程度。

施灸中要注意，艾卷积灰过多时，则离开人体吹去后再灸。病人体位要舒适，方能够耐久。并防止冷风直接吹拂。施灸后患者觉温热舒畅，直达深部，经久不消，停灸多时，尚有余温，才算到家。一般病每日灸一次，急病可灸二、三次，连续 15~30 次为一疗程。灸后要慎起居，节房事。发生口渴可多饮水，此即所谓灸后调养之法。尤其灸后要注意把火闷灭，以防复燃，最好把艾卷着火之一端，插入口径合适之小铁筒或小玻璃瓶内，自然就会熄灭，留下焦头，便于下次点燃。

此法可以教给病人自己灸，或带回家里灸，这样可以节省人力和时间。

此法容易操作，但一般人多不耐心，怕费时间，或认为温热一消，平平淡淡，无甚作用，因此就忽略，不予深究了。即便灸灸，也是比较浅浮，而没有真正达到灸的目的，这是对温热灸效力不够了解，所以医生和病人都应该对这一方法有正确的认识，耐心细致的长期灸下去，多灸，灸好，才能达到治病的目的。

艾卷灸之适应证：凡是应该施灸的疾病，大都可以用此方法，不受更多的条件限制。

五、其他灸法

（一）烧灯火灸法

又叫草焠、神灯照，是民间沿用已久的简便灸法，操作容易，治病效验。对急性腮腺炎，往往一、二次就能治愈。所以此法很受欢迎。

操作技巧：取三、四寸长的灯心（即灯草），或用纸绳，蘸芝麻油或其他植物油少许，浸透一寸长左右点着起火苗，用快速的动作，对准选好的穴位，猛一接触，即听得"叭"的一声迅速离开，即为成功。如无此音响，当即重复一次。使用此法之技巧要注意蘸油不要过多，取穴要准，操作要快，不能停留，一经烧后局部皮肤有一点发黄，偶然也会起小疱，就算恰到好处，如果水疱破裂，可涂些紫药水，预防感染。一次未愈，次日可以再烧。

烧灯火之适应证：主要是对急性炎症，如急性流行性腮腺炎，往往发生于小儿，吃药、打针都不方便而且疗程长，痛苦大，若用此法灸"角孙"穴效果极佳。角孙穴在耳廓高处的头皮上。取法：将耳廓卷起，向下一按，其最高点着头皮处是穴。如果头发长，应当刮去，先用墨水或红、紫药水打个记号，然后对准施灸。一侧有病灸一侧，两侧有病灸双侧。灸时让病人侧头，露出穴位，灸小儿要助手固定，勿使乱动。其次是扁桃体炎，灸少商、合谷、风池；急性结膜炎，灸太阳、合谷、光明；急性胃肠炎，灸中脘、足三里；呕吐灸上脘、内关；腹泄、消化不良灸胃俞、大肠俞、天枢等；麻疹透发不快，灸大椎或项背隐现之点上选2~3个灸之，促使麻疹出透。

（二）天灸

也叫自灸，发疱灸，用斑蝥、巴豆、大蒜泥等任选一种，涂在穴上覆盖包扎，让其局部发疱，即为之天灸。一般常用于炎症，多在远处取穴。如咽痛、口疮，取合谷。此法民间多用。也有人用此法治疗肝炎的。

此外还有蜡灸等，不作介绍了。

六、各系统疾病的治疗以及保健灸法的常用配穴处方

应用灸法时的配方，可根据疾病情况，人体素质和脏腑功能偏盛偏衰，以补偏救弊的原则，各有重点地择优使用。现把我们的经验配方精选如下：

1. 呼吸系统疾病　风门、身柱、肺俞、足三里。

2. 心血管系统疾病

（1）高血压：风门、曲池、足三里、阳陵泉。

（2）冠心病：身柱、郄门、三阴交、心俞、膻中。

3. 消化系统疾病　脾俞、中脘、足三里、阳陵泉。

4. 神经系统疾病　大椎、身柱、肾俞、足三里。

5. 泌尿生殖系统疾病　肾俞、关元、三阴交、足三里。

6. 一般强壮灸　作为平常健康灸，可取足三里、中脘、关元。或单灸足三里，就有很好的健身作用。施行健身灸法，一次不过十数分钟时间，既无多大痛苦，又经济节约。常期施灸，坚持下去，可以提高健康水平，是值得大力推广的保健方法。

第六节　灸医临证要诀

灸医临证要诀

莫道灸法难开展，放弃不用欠学问。

艾灸神奇少人知，全在医者有耐心。

疑难大病用灸法，经济节约效如神。

若有巧手施艾炷，妇人孺子皆相信。

或谓炮烙受痛苦，比起手术都能忍。

麦粒艾炷容易燃，一秒时间即灭泯。

灸术之中有技巧，穴位重要应定准。

艾绒粗细有讲究，艾炷大小要区分。

壮数多少依病情，每次几穴先定真。

非瘢痕灸穴宜多，瘢痕施灸少伤身。

点燃艾炷藏妙诀，热力高低要均匀。

不经实践空害怕，误术误己误病人。

奉劝治病养生者，大力施行莫因循。

科学实验常报道，调节免疫壮人身。

笔者使用数十年，有口皆碑非空论。

——谢锡亮 2006 年 2 月

灸法歌

（一）

灸法耐心讲功夫，艾绒燃烧灼皮肤。

起初觉热有点痛，重复几次很舒服。

简便廉验少花钱，在家自灸不出户。

一缕芳香爽精神，风寒湿痹百病除。

——谢锡亮 2010 年 12 月　时年八十有六

（二）

灸法犹如大荒原，亟待医者去开拓。

细菌病毒也可治，免疫疾病全概括。

绝非自欺欺人语，经过实践眼开阔。

临床验案有佐证，科学研究文章多。

——谢锡亮 2012 年 5 月　时年八十有八

第六章
针灸治疗基本功

　　治疗是把经络、腧穴、刺灸手法三大块知识等综合运用于患者，只要打好基础，练好基本功，此部分内容可以做到灵活机变，随症运用。在以上三大块中，以腧穴知识为重。知道何病取何穴，即使刺灸手法不熟练，还可以采用点按、揉掐等其他方法刺激穴位，所以在本章的治疗基本功上，我们把重点放在腧穴主治上。

第一节　经穴的主治原则和治疗特点

一般针灸书上经穴学占很大篇幅，有十四经穴，经外奇穴，又有许多新穴，加起来在千数以上，人身几乎寸寸是穴。每一个穴都有一定的主治作用，有的一穴治疗多种病，和药物一样，非常复杂，要一一记住实属不易。只有由博返约，抓住要领，掌握原则，执简驭繁，临床使用才能得心应手，左右逢源。明代杨继洲在《针灸大成》上说："三百六十五络，所以言其烦也，而非要也。""不得其要，虽取穴之多，亦无以济人。"我们在这些经验的启发下，将复杂的穴道主治作用归纳为五条原则（当然也不可能包括全面），以便于记忆，便于应用。

一、经穴的主治原则

（一）本经的穴道治疗本经的病

凡是属于一条经脉的穴道其主治作用是大同小异的，多数可以治疗其本脏腑本经脉所发生的疾病；也治疗本经所主和本脏腑开窍的病候。例如：手太阴肺经有十一穴，基本上都治疗呼吸系统的病。不论咳嗽、咳痰、气喘、吐血、肺炎、肺结核、支气管炎、咽喉炎、胸痛、感冒、流鼻涕、鼻出血等一切呼吸系统疾患均可选用本经的穴道。又因为肺主气，司呼吸，主皮毛，开窍于鼻，因此，肺经的穴大致上也治属于"肺气"范畴的病、在表的外感病、皮毛的病和鼻腔的病。肝藏血，主筋、主风，肝气留于两胁，达巅顶，开窍于目。因此，肝经的许多穴可治肝不藏血的出血性疾病，也治筋脉弛缓、筋急挛缩、中风惊厥、角弓反张、两胁疼痛、头顶痛和眼目疾患。这一系列复杂的证候皆责之于肝，都可以选用肝经的穴道。这都是以中医基本理论之藏象学说、经络学说作为依据的。实际应用于临床也确实有效。也正是由实践经验的积累才形成了这套理论。所以，我们概括地认为本经的穴道就治本经的病候。

（二）有表里关系经的穴道治有表里关系经的病

人体十二经脉是由十二脏腑发出的，每一个脏腑各领一条经脉，六脏六腑配为六对，即一脏配一腑，一阴配一阳，有经脉联系互相沟通，称为表里关系，也就是阴阳配偶的脏腑属络关系。每一条经脉都是属脏络腑，或属腑络脏，它们互相属络，加强了内在联系，而且相表里的经脉在肢体循行的道路上又有络脉互相联系，其关系十分密切。因此，脏经的穴能治腑经的病，腑经的穴也能治脏经的病。比如：脾与胃相表里、肝与胆相表里、肾与膀胱相表里等，它们所属的穴道大多有互相主治作用，如脾经的穴可治胃经的病，胆经的穴可以治肝经的病，肾经的穴道可以治膀胱的病。特别是各经的络穴，更有兼治疗表里经病候的作用。因此，只要知道各脏腑的生理功能和病候，在临床上就可以按表里关系经取穴了。

（三）局部的穴道治局部的病

人体所有穴道大多数都有一个共同点，均可治疗该穴所在部位、邻近组织器官及脏腑的疾病。所以，不论头面、颈项、胸腹、腰背、胁肋、四肢、关节、手足哪个局部有病，不分经脉，都可以在局部和邻近取穴。如头面部的耳、目、口、鼻等周围各穴，都主治邻近器官的病；躯干部的胸腹、腰背上的穴道，都治其邻近各内脏的病。如心、肝、脾、肺、肾、胆、胃、膀胱、大肠、小肠，等等，在胸腹部和背腰部都各有募穴、俞穴主治疾病，它们附近的穴道也都治该脏腑的病。如腰痛可以针肾俞、三焦俞；面瘫针阳白、颊车、地仓；膝关节病可以针内外膝眼、梁丘、阳陵泉、足三里。这些穴位不是属一个经脉，但可以取穴使用。即使内脏有病也可以取其相应体表上的穴位、压痛点、反应点、阿是穴及邻近处腧穴，都同样有效。如胃痛取梁门、中脘；胆囊炎取期门、日月；膀胱炎取关元、水道等。

此外，压痛点、反应点、阿是穴都可以应用。局部皮肤有痒、麻、冷、热等异常现象时就可以在局部皮肤上用针灸治疗。当然这是属于最简单、最简便、最易记的穴道主治作用，实际应用不能单靠这种方法，还要全面结合。如果只会用这种方法，那就难免要犯"头痛治头，脚痛治脚"的弊病了。

（四）经络所通，主治所在

凡是经脉、络脉、奇经八脉、十二经别等所通过、到达、交会、交叉、交接和联属的地方发生疾病，本经的腧穴皆可治疗。只要是这些路线上的穴道，不论距离远近，路线曲直，只要"经络所通"，即是"主治所在"。也就是"本经穴位治疗本经循行所过部位的疾病"。即一条经脉上的穴位，对内治疗本经脉所系脏腑的病，对外治疗本经脉所经过、所通达地方的病。如肝经属肝脏，在足部的太冲穴，对内就治肝脏病，对外就治两胁胀满和头顶痛。因为肝经的经脉循行路线是"留于两胁，上达颠顶"的关系，所以临床上常常用"明其部以定其经，循其流以导其源"的方法进行诊断和治疗。

也可以用"以部定经，循经导源"的方法来掌握经穴的主治作用。换句话就是：辨明病变部位和经脉的循行路线找出病变是属于哪一条经的范围，取那条经的穴道效果就好。例如上牙痛属胃经，取足上的内庭穴；下牙痛属大肠经，取手上的合谷穴；审察病候表现是属于哪个脏腑的病，然后在那一经上取特要穴，疗效就会好。如心经发生病变，心烦、气短、卧不安，可取原穴——神门。还要注意急则治其标、缓则治其本的问题，如胃脘痛，是胃经的病候，急则先取其郄穴——梁丘以止其痛，这是治标；缓则取其背俞——胃俞、募穴——中脘、下合穴——足三里，这是治本。

这就要求针灸医生必须熟悉经络的循行、分布、交叉、交会、交接和十二经病候，奇经八脉、十五络脉病候等。应用于临床取穴，才能融会贯通，得心应手。

（五）特定的穴位治特定的病

人们在千百年无数次的实践中认识到，特殊的穴位各有其特殊的作用。如十四经中的特要穴：俞募穴、原络穴、五腧穴、八脉交会穴、八会穴、郄穴等，各有其特殊的作用，临床应用时需要一一考究。

其次是经外奇穴，这是十四经以外的穴位，也各有独特的作用，如：百虫窝治痒疹，腰奇穴治癫痫，痞根穴治疳积食积，子宫、胞户治子宫病，四花穴治肺痨等。

还有经验新穴，这是解放后针灸疗法得到广泛的开展，群众掌握了针灸疗法，在实践中发现了许多新的有效穴位。如落枕穴就治落枕，强音穴就治失语，前进穴就治下肢麻痹，举臂穴就治上肢麻痹，喘息穴就治哮喘，安眠穴就治失眠，等等。

二、经穴的特性：特异性和双关性

（一）经穴的特异性

近代研究经穴的资料很多，取得很大成就。证实有许多经穴具有相对的特异性，如：针刺内关、人中、中冲有升高血压的作用；针刺风池、曲池、三阴交则有降低血压的作用；针刺合谷、外关治疗外感，能引起血管扩张发汗解表；针刺内关能使血管收缩，起到强心作用。这种现象在病理状态下更易显示出来。多次针灸大椎、肾俞、曲池、中脘、足三里、三阴交、关元等强壮穴位，可以调动人体内在的积极因素，增强人体抗病防卫免疫能力。这是因为针灸后能使血液循环旺盛，消化、吸收、代谢功能增强，甚至于可以调整体液，使内分泌、人体化学、血液、抗体、激素等水平发生改变，使功能状态亢进者减弱，功能低落者增强。

举例说明临床上最明显的经穴特异性：针刺颊车、地仓、阳白可以治疗面瘫；针刺环跳、委中、阳陵泉可以治疗坐骨神经痛。但对这两种病反过来取穴则无效。

（二）经穴的双关性

某些经穴具有"双关"性的主治作用，如合谷穴既能发汗，又能止汗；天枢穴既能止泻，又能通便。内关穴可使心动过缓的人心率加快，但心动过速时可使心率减慢，恢复正常。所以说，针刺穴道对机体具有双关性良性的调整作用。这一特点是针灸治病广泛、安全的前提保证。因此只要掌握针术的基本原则，即使对无病的人，或有病的人而配穴欠妥，也不会发生不良反应。因为针灸只是调整对机体的异常现象，偶尔刺之，对正常的生理功能影响不大，或者即使有短暂的改变，不久也会恢复原来的状态。

附1：十四经穴的主治规律

手三阴经胸走手，主治胸部内脏及其经过部位的病候；手三阳经手走头，主治其连属内脏及循行经过部位及肩颈头面部的病候；足三阳经头走足，主治其连属内脏及循行经过部位的病候；足三阴经足走腹，主治腹部内脏及其经过部位的病候。

一般说肘膝以下的穴位大多主治内脏及头面部的病；头面部及躯干部的穴位，大多治局部的病和相应内脏的病。

督脉经穴多能主治头脑、脊背、腰腿、神志及急性寒热病；任脉经穴多能主治咽喉、胸腹、消化、生殖、泌尿及虚寒性疾病。

熟记以上几条，在临床上就有提纲挈领之效，对经穴一般主治作用可以知其概要了，但也只是一些原则，过细的深入研究，还需要再下功夫。

附2：十四经主治纲要（表6-1）

表6-1　十四经主治纲要

经络		主治范围
手三阴经	手太阴肺经	肺、喉、气管、胸等有关病症
	手厥阴心包经	心、胃、胸、神经系统等有关病症
	手少阴心经	心、胸、神经系统等有关病症
手三阳经	手阳明大肠经	头面、眼、鼻、口腔、喉、上肢等部位病症
	手少阳三焦经	头颞、胁肋、耳、眼、喉、上肢等部位病症
	手太阳小肠经	后头、颈项、耳、眼、肩臂等部位病症
足三阳经	足阳明胃经	胃肠、头面、口腔、咽喉、下肢、神经系统等有关病症
	足少阳胆经	胁肋、腰腿、肝胆、头颞、耳、眼、神经系统等有关病症
	足太阳膀胱经	胃肠、胸、泌尿、腰背、头项、五官、下肢、肛、神经系统等有关病症
足三阴经	足太阴脾经	胃肠、泌尿、生殖等系统有关病症
	足厥阴肝经	胃肠、胁肋、肝、目、外阴、生殖系统等有关病症
	足少阴肾经	胃肠、咽喉、泌尿、生殖系统等有关病症
	督脉	头部、腰背、泌尿、生殖、神经系统、脑病急救等有关病症
	任脉	口、咽喉、胸、胃肠、泌尿生殖、妇科等有关病症

第二节 特要穴的意义及临床应用

十二经脉，每一条经脉所属的经穴中，各有一些特别重要的穴位，这一部分穴位一般称为"要穴"或"特定穴"，这里我们把它们统称为"特要穴"，说明有特别重要的意义。根据它们的特殊性能、主要作用和所在位置，又分为不同类别，给以特别的称号。如十二原穴、十五络穴、背俞穴、腹募穴、五腧穴，等等。这些"特要穴"，针灸医师必须切实掌握，是治疗学的根基，也是精穴疏针，提高治疗水平的关键。只有熟记于心，在临床上才能运用自如。为了便于记忆，我们选编了一些歌诀，并简释其意义和临床应用方法。

首先要背会十二经流注次序歌：

> 肺大胃脾心小肠，膀肾包焦胆肝乡。

本歌诀说的是十二经脉经气流注顺序：肺→大肠→胃→脾→心→小肠→膀胱→肾→心包→三焦→胆→肝，以后的特要穴歌基本按此编排，所以先背会本歌对读以后的特要穴歌会有帮助。

一、五腧穴

（一）井荥输原经合歌

少商鱼际与太渊，经渠尺泽肺相连。

商阳二三间合谷，阳溪曲池大肠牵。

厉兑内庭陷谷胃，冲阳解溪三里随。

隐白大都太白脾，商丘阴陵泉要知。

少冲少府属于心，神门灵道少海寻，

少泽前谷后溪腕，阳谷小海小肠经。

至阴通谷束京骨，昆仑委中膀胱知。

涌泉然谷与太溪，复溜阴谷肾所宜。

中冲劳宫心包络，大陵间使传曲泽，

关冲液门中渚焦，阳池支沟天井索。

窍阴侠溪临泣胆，丘墟阳辅阳陵泉。

大敦行间太冲看，中封曲泉属于肝。

以上歌诀中阴经"以输代原"，输穴即是原穴，为阴经五腧穴歌诀的第三个；阳经的原穴则排在输穴之后，为阳经五腧穴歌诀的第四个。如肺经输穴、原穴为太渊，大肠经原穴为合谷。

（二）井荥输原经合配属（表6-2、表6-3）

表6-2　阴经井荥输经合配属

经络	属性	井（木）	荥（火）	输（土）	经（金）	合（水）
手太阴肺经	金	少商	鱼际	太渊	经渠	尺泽
手厥阴心包经	火	中冲	劳宫	大陵	间使	曲泽
手少阴心经	火	少冲	少府	神门	灵道	少海
足太阴脾经	土	隐白	大都	太白	商丘	阴陵泉
足厥阴肝经	木	大敦	行间	太冲	中封	曲泉
足少阴肾经	水	涌泉	然谷	太溪	复溜	阴谷

注：阴经井穴属木以次相生

表6-3　阳经井荥输原经合配属

经络	属性	井（金）	荥（水）	输（木）	原（火）	经（火）	合（土）
手阳明大肠经	金	商阳	二间	三间	合谷	阳溪	曲池
手少阳三焦经	火	关冲	液门	中渚	阳池	支沟	天井
手太阳小肠经	火	少泽	前谷	后溪	腕骨	阳谷	小海
足阳明胃经	土	厉兑	内庭	陷谷	冲阳	解溪	足三里
足少阳胆经	木	窍阴	侠溪	临泣	丘墟	阳辅	阳陵泉
足太阳膀胱经	水	至阴	通谷	束骨	京骨	昆仑	委中

注：阳经井穴属金以次相生

背诵要点：阳井金，阴井木，按"木火土金水"次序确定五腧穴所属。

（三）五腧穴的解释

十二经脉在肘、膝关节以下各有五（六）个主要穴位，一般统称为五腧穴。这五个名称是：井、荥、输（原）、经、合。从四肢末端的井穴开始向上排列，手不过肘，足不过膝。因为它各有属性（木、火、土、金、水），所以又叫五行穴；又因为它发于四肢末端，也称为本输穴（四肢末为本部、头面躯干为标部），这都是根据其特性给予的特别称号。简称为"井荥输经合"。手、足六条阴经，每经有五个穴，计三十个穴；手、足六条阳经，每经有六个穴，计三十六个穴，总计为六十六穴。阳经六个，是多一个"原"穴。它的排列次序是：井、荥、输、原、经、合。阴经无原穴，是以输穴代替原穴，所以，单说原穴仍是十二经各有一个原穴（详见原穴项下）。

古人把气血在经脉中运行的情况，比喻为自然界的水流一样，从小到大，由浅入深。如《灵枢·九针十二原》篇说："所出为井，所溜为荥，所注为俞，所行为经，所入为合。"这是根据出、溜、注、行、入的流注次序，用井、荥、输、经、合的名称来形容其特点的。"井"为水的源头，像地下涌出的泉水，井泉之水初出，形容水气浅小，脉气初发，穴多在四肢末梢爪甲之侧端；"荥"，小水为荥，刚出之水成为微流，脉气稍大，其穴在指、趾、掌、跖部位；"输"与俞通用，为运转灌注之意，脉气较盛，其穴多在腕、踝、关节附近；"原"，所过为原，形容脉气所过之处，其穴多在腕、踝关节附近；"经"为长流，脉气流注，像水在河道中畅行流过一样，其穴多在腕、踝附近及臂、胫部；"合"为汇合，脉气深大，合流深入，如百川之汇海，其穴多在肘、膝关节处。

（四）五腧穴的临床应用

1. 根据各穴的一般主治作用配方使用。例如：井穴多用于救急，对高热、昏迷、休克、抽风等可刺手足十二井穴放血；或根据某经有病、在相应的井上刺针，如：咽喉肿痛取少商、商阳穴放血；血崩刺大敦、隐白等。《灵枢·邪气脏腑病形》篇说："荥俞治外经、合治内腑。"现在我们治疗内脏病也常用合穴。

2. 按四季取穴。《难经·六十八难》说："井主心下满，荥主身热，俞主体重节痛，经主喘咳寒热，合主逆气而泄。"由于春夏阳气在上，人体之气行于浅表，宜刺浅；秋冬阳气在下，人体之气潜伏于里，刺宜较深。而五腧穴的分布，井、荥所在部位的肌肉浅薄，经、合所在部位的肌肉较深厚，故亦可春夏取井、荥，秋冬取经、合等。这就是经文中说的"春夏瘦而刺浅，秋冬肥而刺深"的原则。以上是从理论依据上讲的，而真正实际应用时也不能拘泥于此。

3. 按五行相生补泻原则推算穴位。这种方法比较机械，但还有人使用。其具体方法是根据《难经》以阴经的井、荥、输、经、合配属木、火、土、金、水，即阴经的井穴属木，以相生的次序推之；阳经的井、荥、输、原、经、合配属金、水、木、火、火、土，即以阳经的井穴属金，以相生的次序推之。再与各脏腑配属的五行属性，按相生关系，虚则补其母，实则泻其子的原则，定出各经五腧穴中的"母穴"和"子穴"，即每经各有一个母穴和子穴（表6-4）。

表6-4　五腧穴补泻表

脏腑	五行	实证（泻子穴）	虚证（补母穴）
肺	金	尺泽（水）	太渊（土）
大肠	金	二间（水）	曲池（土）
胃	土	厉兑（金）	解溪（火）
脾	土	商丘（金）	大都（火）
心	火	神门（土）	少冲（木）
小肠	火	小海（土）	后溪（木）
膀胱	水	束骨（木）	至阴（金）
肾	水	涌泉（木）	复溜（金）
心包	火	大陵（土）	中冲（木）
三焦	火	天井（土）	中渚（木）
胆	木	阳辅（火）	侠溪（水）
肝	木	行间（火）	曲泉（水）

从上表看，每经只用两个母子穴。此外本穴（本经属性之穴）和原穴均可进行补泻。

为了便于记忆，可读十二经子母补泻歌。

（五）十二经子母补泻歌

　　　　肺泻尺泽补太渊，大肠二间曲池间，

　　　　胃泻厉兑解溪补，脾在商丘大都边，

　　　　心先神门后少冲，小肠小海后溪连，

　　　　膀胱束骨补至阴，肾泻涌泉复溜焉，

　　　　心包大陵中冲补，三焦天井中渚全，

　　　　胆泻阳辅补侠溪，肝泻行间补曲泉。

（六）十二经子母补泻歌应用举例

　　手太阴肺经属金，实证则咳嗽、胸满、喘息、咽痛，治疗当用泻法，实则泻其子，取本经的尺泽穴。尺泽属水，肺属金，金能生水，刺尺泽即为实则泻其子。虚证则多汗、咳嗽，少气不足以息，治疗当用补法，补则补其母，取本经的太渊穴。太渊属土，土能生金，刺太渊即为虚则补其母。足太阴脾经属土，实证脾积、腹胀、便秘，治疗当用泻法，泻则泻其子，取本经的商丘穴。商丘属金，土能生金，刺商丘即为实则泻其子；虚证则泄泻，食不消化，治疗当用补法。补则补其母，取本经的大都，大都属火，火能生土，刺大都即为虚则补其母。

　　以上是简便用法。还有另外的几种用法，如：十二经纳子法（按地支时辰的子午流注针法）和十二经纳甲法（按日干的子午流注针法），用的就是这66穴。因不常用这里从略了。

（七）十二经原穴的解释

十二原穴：原即本源，原气之意。原气起于脐下肾间，通过三焦，散布于五脏六腑，十二经脉。原穴是脏腑经络中原气所经过和留止的部位。十二经脉各有一个原穴，它最能代表本脏腑的原气盛衰和变动情况，针刺原穴能通达三焦原气，调整内脏功能。所以《灵枢·九针十二原》篇关于原穴的主治作用指出："凡此十二原者，主治五脏六腑之有疾者也。"说明它有主治内脏疾病的作用。又说："五脏有疾也，应出十二原。十二原各有所出，明知其原，睹其应，而知五脏之害矣。"由此可见，还可以通过原穴诊察脉气盛衰现象，推断脏腑的病情。现代使用的经络测定仪，就是通过在原穴上测定皮肤导电量的数值来判断疾病的。

十二原穴的位置，都在手腕、足踝附近，左右对称，属于五腧穴的范畴。六阳经中都有专门原穴，六阴经中无专门原穴，是以输穴代原穴的，所以，合计仍是十二原穴，各代表其本经脉、脏腑。日本医者很推崇原穴，他们认为原穴有增强抗病能力、增益自然机能、促进自然治愈之能力。

（八）十二经原穴的临床应用

1. 治疗内脏疾患必取本经的原穴，可以单独使用或配合其他穴位，均可。

2. 也可以专和络穴配合使用。这种配穴法称为原、络配穴法，也叫表里、主客配穴法，详见络穴项下。

3. 诊断上的应用，凡脏腑有病，可以在原穴上找压痛点，或探索其他变异情况，或用经络测定仪测量皮肤导电量，来判断脏腑病情。

4. 脏腑相连，表里相通的配穴法。它和原、络配穴法一样，但是须按日干值日经取原穴和络穴，用起来繁琐，这里从略。

二、八会穴

（一）八会穴歌

腑会中脘脏章门，髓会绝骨筋阳陵，

血会膈俞骨大杼，脉太渊气膻中存。

（二）八会穴表（表6-5）

表6-5 八会穴表

八会	穴名	主治
脏　会	章　门	六脏之病皆治之
腑　会	中　脘	六腑之病皆治之
气　会	膻　中	一切气病、呼吸性之病
血　会	膈　俞	一切血病、妇人病
骨　会	大　杼	一切骨性疾病
髓　会	绝　骨	治骨髓脑髓之病
筋　会	阳陵泉	治肌肉、肌腱、关节之疾患
脉　会	太　渊	血管脉搏之病

（三）八会穴的解释

八会穴的提法最早见于《难经·四十五难》，共八个穴名，它分布在胸、腹、背和四肢的五条经脉上，除在任脉经的穴以外都是双穴。

"会"是经气聚会的意思，凡脏、腑、气、血、筋、骨、脉、髓等人体八种重要组织器官，各有一个经气聚会之处，这个所在就是会穴。如果脏、腑、气、血、筋、骨、脉、髓发生病变时，取其会穴效果就好。

（四）八会穴的临床应用

1. 凡脏、腑、气、血、筋、骨、脉、髓八大类组织器官发生病变或有这些证候群时，可以主取会穴，再配他穴，这就抓住了主要矛盾。例如某些原因引起的气短、胸闷，主要表现为"气病"，可以取其气会——膻中，再配合内关、气海等穴进行治疗；又如胃肠有病，是属于"腑病"，可以取其腑会——中脘，再配足三里等穴效果就好。

2. 郄会穴同用。对于急性病的治疗可以用郄、会配穴法（见郄穴项下）。

3. 在会穴上进行诊断。可在会穴上寻找压痛点、阳性反应物，协助诊断。

三、八脉交会穴

（一）八脉交会穴歌

公孙冲脉胃心胸，内关阴维下总同。

临泣胆经连带脉，阳维目锐外关逢。

后溪督脉内眦颈，申脉阳跷络亦通。

列缺任脉行肺系，阴跷照海膈喉咙。

（二）八脉交会穴表（表6-6）

表6-6　八脉交会穴表

奇经八脉	穴位名称	属经	配穴法	主治范围
冲　脉	公　孙	足太阴脾	公孙	胸、心、胃病症
阴　维	内　关	手厥阴心包	配内关	
带　脉	足临泣	足少阳胆	临泣	目外眦、肩胛、颈、耳后部病症
阳　维	外　关	手少阳三焦	配外关	
督　脉	后　溪	手太阳小肠	后溪	目内眦、肩膊、颈项、耳部、小肠、膀胱病症
阳　跷	申　脉	足太阳膀胱	配申脉	
任　脉	列　缺	手太阴肺	列缺	肺系、咽喉、胸膈病症
阴　跷	照　海	足少阴肾	配照海	

（三）八脉交会穴的解释

本篇出自明代刘纯《医经小学》。八脉交会穴，是奇经八脉（任脉、督脉、冲脉、带脉、阴维脉、阳维脉、阴跷脉、阳跷脉）通于四肢，交会于正经的穴道，共计八个双穴。这些穴名，一般统归于十二经穴之中。因为它通于奇经八脉，把它单独提出来就称为"奇经八脉交会穴"。这八个穴位，有四个在上肢的手腕附近处；有四个在下肢的足踝以下处。上下配合，两穴一组，同时使用，称为八脉配穴法，例如：内关、公孙主治心、胸、少腹、胃、肠等病症；足临泣、外关主治目外眦、耳后、肩、颈、面颊、肝、胆部病症；后溪、申脉主治目内眦、颈、项、耳、肩、脊中、小肠、膀胱等疾病；列缺、照海主治肺系、喉咙、胸膈等病症。这是因为阴维脉通于内关，冲脉通于公孙，这两脉合于心、胸、胃，所以就治心胸胃等病；任脉通于列缺，阴跷脉通于照海。任脉与阴跷脉合于肺系、咽喉、胸膈，所以就治肺系、喉咙、胸膈等病；余类推。

（四）八脉交会穴的临床应用

1. 可以针对其主治病症，每一次取一对穴位。如心、胸、胃有病时可取内关、公孙；肺系、喉咙、胸膈病症时可取列缺、照海；余类推。

2. 古典针法——灵龟八法，按干支时日的数字来推算取穴，就是专用这八个穴，治疗一切疾病，属于子午流注中的灵龟八法。这是因为这八个穴是与八条奇经交会的穴，能治本奇经脉所发生的病候。又因奇经八脉和十二经脉错综复杂，关系密切，对十二经有分类、组合、蓄溢、渗灌、主导、调节的作用，所以治病很广泛。所以有专用这八个穴位治疗全身疾患的。关于这个方法，另有专著，这里从略。

四、十二背俞穴

（一）十二背俞穴歌

此部分背诵十四经分寸歌中膀胱经第一侧线部分即可。
列举如下：

> 自此夹脊开寸五，第一大杼二风门，
>
> 三椎肺俞厥阴四，心五督六椎下治，
>
> 膈七肝九十胆俞，十一脾俞十二胃，
>
> 十三三焦十四肾，气海俞在十五椎，
>
> 大肠十六椎之下，十七关元俞穴推，
>
> 小肠十八胱十九，中膂俞穴二十椎，
>
> 白环廿一椎下当……

（二）十二背俞穴表（表6-7）

表6-7　十二背俞穴表

经络	脏腑	俞穴	椎数	所在
手太阴	肺	肺　俞	3	
手厥阴	心包	厥阴俞	4	
手少阴	心	心　俞	5	背部膀胱经
足厥阴	肝	肝　俞	9	
足少阳	胆	胆　俞	10	
足太阴	脾	脾　俞	11	
足阳明	胃	胃　俞	12	

经络	脏腑	俞穴	椎数	所在
手少阳	三焦	三焦俞	13	背部膀胱经
足少阴	肾	肾俞	14	
手阳明	大肠	大肠俞	16	
手太阳	小肠	小肠俞	18	
足太阳	膀胱	膀胱俞	19	

（三）十二背俞穴的解释

背俞穴（俞、输、腧三字通用）均在膀胱经循行于背部的第一侧线上，距中行的督脉经一寸半，它是脏腑经脉之气输注的关键所在，也就是督脉之气通于足太阳经并转输于内脏的部位。所以也是一种特要穴。六脏六腑各有一对腧穴，总称为十二背俞穴，它分布的特点基本上是和脏腑位置高低相近，内外相应；名称各以其脏腑命名，即肺俞、心俞、胃俞，等等。它的作用是哪个脏腑有病，取其相应的俞穴效果就显著。实践证明：由于针灸背俞穴对脏腑的影响较大，通过脏腑功能的调整，还可以治疗与脏腑有关系的周身疾患和它所主、所开窍的病症。如肺合皮毛，脾主四肢肌肉，心主血脉，肝开窍于目，肾开窍于耳和二阴等。所以，肝俞穴能治雀目肝气，肾俞穴能治耳鸣头晕和二阴的疾病，等等。

凡脏腑有病，还可以用背俞穴、腹募穴前后对刺，阴阳呼应的方法，这叫俞募配穴法，可以增强疗效。

此外，背俞穴与脏腑病理有密切关系，以指按压或用仪器测定，可以诊断疾病。如《灵枢·背腧》说："则欲得而验之，按其处，应在中而痛解，乃其俞也。""解"读作懈，为酸软懈散之意。即按压时出现的敏感点、压痛点，与内部相应。可以协助诊断为何脏何腑有病。如在肺俞穴按压时有异常感觉，可能是肺脏有病；在胃俞穴按压时有异常感觉可能是有胃病。所以，背俞穴有诊断内脏疾病的作用。这不过举其大略而已，至于背部的望诊、切诊，日本医家称为"候背"，还大有文章，不在这里讨论了。

（四）十二背俞穴的临床应用

1. 凡诊断脏腑疾患可在背部俞穴或有关的脏腑俞穴上指压。如发现压痛、过敏、变异等现象，则可作为诊断的依据；还可以用知热感度、经络测定仪等仪器测量来判断病情。当治愈以后，这些异常现象也会相应的逐渐消失。

2. 凡脏腑有病可以针刺、艾灸背部相应的穴位。《素问》上说"迫脏刺背"就是指针刺背部俞穴的作用能直达内脏。因此，针灸背俞不但能调理内脏，也能治疗其所属器官的疾病。

3. 俞募配穴：《难经本义·六十七难》上说："脏腑腹背，气相通应。"所以在临床上可以采取俞募取穴、前后对刺的方法治疗脏腑疾病，效果较好。

五、十二腹募穴

（一）十二腹募穴歌

大肠天枢肺中府，关元小肠巨阙心，

中极膀胱京门肾，胆日月肝期门寻，

脾募章门胃中脘，气化三焦石门针，

心包募穴何处取？胸前膻中觅浅深。

（二）十二腹募穴表（表6-8）

表6-8　十二腹募穴表

脏腑	大肠	肺	小肠	心	膀胱	肾	肝	胆	胃	脾	三焦	心包
募穴	天枢	中府	关元	巨阙	中极	京门	期门	日月	中脘	章门	石门	膻中
属经	胃	肺	任脉	任脉	任脉	胆	肝	胆	任脉	肝	任脉	任脉
交会		脾	肾、肝、脾		肾、肝、脾		脾、阴维	肝、脾	胃、小肠、三焦	胆		

（三）十二腹募穴的解释

腹募穴：募穴在胸腹，所以概称为"腹募"。募有"募结""募原"之意，谓经气结聚于此。十二脏腑各有一个募穴，它的名称、部位均属于循行在胸腹的诸经脉之中，位置是以脏腑的部位而定的。凡在任脉经上的都是单穴，在其他经上的都是双穴。它既是脏腑经络之气聚集的所在，又是脏腑生理功能的关键部位，所以也是特要穴之一。

《难经本义》上说："阴阳经脉，气相交贯，脏腑腹背，气相通应。"指出经脉、脏腑、背俞、腹募都互相通应。当病邪侵袭脏腑时，俞、募穴则会出现各种反应。因此，内脏有病时也可以在募穴上进行诊断和治疗，单用募穴或募、俞同用。也有五脏有病，取背俞穴，这叫"阴病引阳"；六腑有病，取腹募穴，这叫"阳病引阴"的配穴方法。例如肺脏病变，可取背部肺的俞穴肺俞；胃腑病变，可取腹部胃的募穴——中脘。因为俞穴和募穴是阴阳关系，募穴在前面属阴，俞穴在背部属阳，经气是自阴走向阳，由阳走向阴，互相交通循行的。

在利用募穴诊断时，要诊募而查俞，诊俞而查募，俞募互参。这对诊断来说是很重要的。日本医家很重视腹诊，几乎每诊必按腹，有"诊病必须候腹"之说。临床上也常见腹部胃的募穴中脘有压痛时，往往背部的胃俞也有压痛或变异现象。其他如肝俞与肝募，心俞与心募，胆俞与胆募，等等，均有互相对照诊察之必要。此外还要注意募穴和经脉其他特要穴的关系。常见肺的募穴中府压痛时，在肺经的络穴上也会出现反应；心的募穴巨阙有压痛时，往往在心经的原穴神门上有异常现象。因此，在诊断时要募、俞、原、络、郄、会等特要穴全面诊察，互相合参，才能得出更全面的诊断。

（四）十二腹募穴的临床应用

1. 凡脏腑有病均可取本脏腑的募穴进行治疗；因其对阳病有效，六腑有病可取募穴。

2. 可以用相应的俞、募穴前后呼应，同时施治。

3. 诊断内脏疾患，可以在募穴上找压痛点，也可以与按腹、候背、循经和其他要穴结合起来应用。

六、十五（六）络穴

（一）十五（六）络穴歌

> 肺络列缺大偏历，胃丰隆脾公孙记，
>
> 心络通里小支正，膀飞扬肾大钟去，
>
> 包焦络穴内外关，胆取光明肝蠡沟，
>
> 脾之大络为大包，阳督长强任尾翳。
>
> （胃之大络为虚里）

（二）十五（六）络穴表（表6-9）

表6-9　十五（六）络穴表

经名	穴名	主治病候	
		实证	虚证
手太阴肺经	列缺	手掌和腕部灼热	呼吸气短,遗尿,尿频
手少阴心经	通里	胸膈有撑满感	不能说话
手厥阴心包经	内关	心痛	烦心
手阳明大肠经	偏历	齿痛耳聋	齿有寒感,胸膈塞闷

经名	穴名	主治病候	
		实证	虚证
手太阳小肠经	支正	骨节弛缓肘臂痿废	皮肤生疣,小的如指状大小,痂疥
手少阳三焦经	外关	肘部挛急	肘部弛缓不能弯曲
足阳明胃经	丰隆	癫病狂疾	腿足痿瘦软弱不能弯曲,络气厥逆痹阻时可发生喉痹,突然喑哑
足太阳膀胱经	飞扬	鼻塞头痛背痛	鼻流清涕,鼻出血
足少阳胆经	光明	气逆而厥	足部痿软,坐着时不能自己起立
足太阴脾经	公孙	霍乱吐泻,肠中切痛	臌胀
足少阴肾经	大钟	烦闷,小便闭癃	腰痛
足厥阴肝经	蠡沟	疝气睾丸肿强阴	阴部瘙痒
任脉经	尾翳	腹皮疼痛	腹皮抓痒
督脉经	长强	脊部强直	头重头眩
脾之大络	大包	遍身疼痛	四肢百节纵软无力
胃之大络	虚里	喘逆不平呼吸有时窒息,胸中塞闷如结	

（三）十五（六）络穴的解释

"络"有网络的意思。在经脉中横行或旁而支者为络，它起着互相传注的纽带作用。十二经脉行于四肢肘膝以下部位，各别出一条络脉，各有分布路线，也各有自己的病候，它沟通表里阴阳两经之间，从阴走阳，从阳走阴，也参加了十二经脉的整体循环，但都不如本经的经脉深长周到。所以，它反映的病候，大多是偏重于四肢体表疾患。在络脉上的穴位称为络穴。络穴能沟通两经之间的表里关系，是联络两经的通路，也是络脉别行的起点，它对表里两经均有作用。所以，也是一种特要穴。

它的组成，除十二经脉各有一个络穴之外，循行在人体前面的任脉经和后面的督脉经也各有一个络穴，脾经还另外多一大络。脾主为胃行津液灌溉于全身，它的大络总统阴阳诸络和任、督二络，发挥联络作用，所以共称为十五络。又一个说法：胃经也有一个大络，因此，也可以称为十六络。

（四）十五（六）络穴的临床应用

1. 单独使用络穴：可以根据十五络脉病候，属于哪一个络脉的病，取哪一个络穴。例如牙齿发冷或龋齿痛，是手阳明大肠经络脉的病候，可取该经之络穴——偏历；又如腹部皮肤疼痛或瘙痒，是任脉经络脉的病候，可取该经络穴——尾翳（鸠尾），根据虚实进行补泻。详见络穴表。

2. 原络配穴：络穴对于疏通表里经疾患有良好的作用，凡是表病及里或里病及表时均可使用。具体说凡是本经脉、本脏腑有病，涉及表里关系经时，取本经的原穴和表里经的络穴。例如肺脏先有病，涉及大肠时，取肺经的原穴——太渊为主，再取大肠经络穴——偏历为客；反过来大肠先病，涉及肺脏时，则先取大肠经的原穴——合谷为主，再取肺经的络穴——列缺为客。这就是肺主大肠客，大肠主肺客的主客、表里、原络配穴法。余参阅下表6-10：

表6-10　十二经主客原络配穴表

发病	本脏腑	肺	大肠	胃	脾	心	小肠	膀胱	肾	心包	三焦	胆	肝
主	原	太渊	合谷	冲阳	太白	神门	腕骨	京骨	太溪	大陵	阳池	丘墟	太冲
客	络	偏历	列缺	公孙	丰隆	支正	通里	大钟	飞扬	外关	内关	蠡沟	光明

3. 以病程取穴：根据初病在经、久病在络的原则，凡新发病可多用经穴，慢性病、病程久者可适当配合络穴，因为络穴对于慢性病有效。

4. 可以利用络穴诊断，因为络穴对疾病反应灵敏，比如压痛表示经气失衡、经气不畅等。

七、十六郄穴

（一）十六郄穴歌

郄是孔隙意，气血深藏聚，

阳维系阳交，阴维筑宾居，

阳跷走跗阳，阴跷交信毕，

肺郄孔最大温溜，脾郄地机胃梁丘，

心郄阴郄小养老，膀胱金门肾水泉，

心包郄门焦会宗，胆郄外丘肝中都。

（二）十六郄穴表（表6-11）

表6-11　十六郄穴表

经脉	郄穴	主治
手太阴肺经	孔最	咯血,痔出血,气喘,肺结核,气管炎
手阳明大肠经	温溜	牙痛,伤风,痔疾
足阳明胃经	梁丘	胃痛,急慢性胃炎
足太阴脾经	地机	急性肠炎,水肿
手太阳小肠经	养老	目眈眈,耳鸣
手少阴心经	阴郄	心绞痛,癫痫,失眠
足太阳膀胱经	金门	腓肠肌痉挛,小儿惊厥
足少阴肾经	水泉	月经痛,子宫脱垂
手厥阴心包经	郄门	心脏病,肋间神经痛,心绞痛
手少阳三焦经	会宗	心绞痛,阑尾炎
足少阳胆经	外丘	狂犬病,癫痫
足厥阴肝经	中都	疝气,妇人血崩
阳跷脉膀胱经	跗阳	急性胃肠炎,坐骨神经痛,麻痹,腰痛
阴跷脉肾经	交信	睾丸炎,阴囊多汗症,闭经,盗汗
阳维脉胆经	阳交	胸痛,胸膜炎,下肢麻痹
阴维脉肾经	筑宾	解毒,疝气,脚气

（三）十六郄穴的解释

十六郄穴"郄"音隙，有间隙之意，就是骨肉的间隙。郄穴是经脉气血汇聚深入之处，即经气所深集的所在。它的部位多在经脉的曲折部分，除胃经的郄穴——梁丘在膝以上外，其余都分布在肘膝以下。十二经脉各有一个郄穴，奇经八脉中的阴维、阳维、阳跷、阴跷四条脉中也各有一个郄穴，总计为十六个，称为十六郄穴，都是双穴，也是特要穴之一。

（四）十六郄穴的临床应用

1. 主治急症。凡所属脏腑的急性病、突发病，都可以取本脏腑的郄穴为主，配合他穴治疗。例如急性胃痛、急性乳腺炎，均可取胃经的郄穴——梁丘；心绞痛可以取心经的郄穴——阴郄；心悸、胸痛可以取心包经的郄穴——郄门；坐骨神经痛可以取阳跷脉的郄穴——跗阳；解毒可以取阴维脉的郄穴——筑宾；齿痛可以取大肠经的郄穴——温溜。一般多以郄穴为主配合其他穴道。

2. 郄、会穴同用，就是郄穴可以和八会穴配合使用。例如咳喘气逆突然发作，是肺经的病，可以取肺经的郄穴——孔最，配合八会穴中的"气会"——膻中；再如脾不统血而发生的大出血属于急病，可取脾经的郄穴——地机，配合八会穴中的"血会"——膈俞，这叫作郄会配穴法。

3. 对严重病和慢性顽固性疾病也可以选用郄穴。

4. 可以利用郄穴进行经络诊断，如穴位的压痛、变异、导电量等来判断疾病。

八、下合穴

（一）下合穴歌

胃经下合三里乡，上下巨虚大小肠，

膀胱当合委中穴，三焦下合属委阳，

胆经之合阳陵泉，腑病用之效必彰。

（二）下合穴表（表6-12）

表6-12　下合穴表

六腑	下合穴	属经	说明
胃	足三里	足阳明	穴在本经
大肠	上巨虚	手阳明	穴在胃经
小肠	下巨虚	手太阳	穴在胃经
膀胱	委中	足太阳	穴在本经
三焦	委阳	手少阳	穴在膀胱经
胆	阳陵泉	足少阳	穴在本经

（三）下合穴的解释

下合穴是指手三阳经在下肢的三个合穴而言，《内经》中又称为"手三阳下输"。它与五腧穴中的合穴有所区别。下合穴也叫六腑下合穴，与六腑关系密切。共有六个穴名，其中三个就是足三阳经的合穴，胃、膀胱、胆属于足三阳，它的下合穴与五腧穴中的合穴相同；还有三个是手三阳经的下合穴，大肠、小肠、三焦，都属于手三阳经，但它的下合穴却出于足三阳经上。这就是《灵枢·本输》篇说的："六腑皆出足之三阳，上合于手者也。"这是因为六腑居于腹部，与足经的关系密切，所以都分布在足三阳经上。足阳明胃合于足三里，手阳明大肠合于上巨虚，手太阳小肠合于下巨虚，穴道的位置都属于胃经。这是因为其生理功能是上下相承的，统属于消化系统的关系。足太阳膀胱合于委中，手少阳三焦合于委阳，穴道的位置都属于膀胱经，这是因为三焦为水道，出于膀胱的关系。胆经合于阳陵泉。这就是六个下合穴。它都主治六腑病，也属于特要穴之一。

（四）下合穴的临床应用

凡六腑有病，皆可主选该经的下合穴。当然也可以和原穴、俞穴、募穴等配合使用。如肠痈（阑尾炎）为大肠腑病，取该经所属的下合穴——上巨虚治疗；腹痛（肠绞痛）为小肠腑病，取该经所属的下合穴——下巨虚治疗。

九、交会穴

交会穴是一个穴位有两经或数条经脉经过、交会之处。因它与数经相交通，故称为交会穴。它具有广泛的治病作用。全身十二经脉和奇经八脉有九十多处互相交会，躯干、头面和四肢均有分布。如三阴交穴属脾经，还和肾、肝经交会，主治足三阴经的病症；大椎穴属督脉经，和足少阳、足太阳、足阳明等足三阳经交会（又有六阳经皆通于大椎之说），主治全身性疾病。

一般交会穴大都是常用的穴位，就不需一一另记了，这里从略。

现将全身特要穴作一总结（表6-13、6-14）

表6-13 经脉脏腑特要穴位一览表（之一）

经络	脏腑联属	原穴	络穴	背俞穴	腹募穴	郄穴	五腧穴					
							井	荥	输	原	经	合
手太阴经	肺	太渊	列缺	肺俞	中府	孔最	少商	鱼际	太渊	太渊	经渠	尺泽
手阳明经	大肠	合谷	偏历	大肠俞	天枢	温溜	商阳	二间	三间	合谷	阳溪	曲池
足阳明经	胃	冲阳	丰隆	胃俞	中脘	梁丘	厉兑	内庭	陷谷	冲阳	解溪	足三里
足太阴经	脾	太白	公孙	脾俞	章门	地机	隐白	大都	太白	太白	商丘	阴陵泉
手少阴经	心	神门	通里	心俞	巨阙	阴郄	少冲	少府	神门	神门	灵道	少海
手太阳经	小肠	腕骨	支正	小肠俞	关元	养老	少泽	前谷	后溪	腕骨	阳谷	小海
足太阳经	膀胱	京骨	飞扬	膀胱俞	中极	金门 阳跷脉跗阳	至阴	通谷	束骨	京骨	昆仑	委中
足少阴经	肾	太溪	大钟	肾俞	京门	水泉 阴跷脉交信 阴维脉筑宾	涌泉	然谷	太溪	太溪	复溜	阴谷
手厥阴经	心包	大陵	内关	厥阴俞	膻中	郄门	中冲	劳宫	大陵	大陵	间使	曲泽
手少阳经	三焦	阳池	外关	三焦俞	石门	会宗	关冲	液门	中渚	阳池	支沟	天井
足少阳经	胆	丘墟	光明	胆俞	日月	外丘 阳维脉阳交	足窍阴	侠溪	足临泣	丘墟	阳辅	阳陵泉
足厥阴经	肝	太冲	蠡沟	肝俞	期门	中都	大敦	行间	太冲	太冲	中封	曲泉

注：督脉络穴长强；任脉络穴尾翳（鸠尾）；脾之大络大包；胃之大络虚里。六阴经以俞穴代原穴。

表6-14 经脉脏腑特要穴位一览表（之二）

八会穴	脏会	腑会	气会	血会	筋会	脉会	骨会	髓会
	章门	中脘	膻中	膈俞	阳陵泉	太渊	大杼	绝骨（悬钟）

八脉交会穴	冲脉	阴维	带脉	阳维脉	督脉	阳跷脉	任脉	阴跷脉
	公孙	内关	足临泣	外关	后溪	申脉	列缺	照海

下合穴		手太阳	手少阳	手阳明				
	手三阳	下巨虚	委阳	上巨虚				
	足三阳	委中	足少阳 阳陵泉	足阳明 足三里				

下合穴：
手三阳：手太阳 下巨虚，手少阳 委阳，手阳明 上巨虚
足三阳：足太阳 委中，足少阳 阳陵泉，足阳明 足三里

注：交会穴大都是常用穴位，从略。

第三节　古典治疗歌赋精选

在熟读十四经穴歌诀和特要穴歌诀之后，对一般临床常见疾病，基本可以按照中医理论自己组方选穴了。但是，要想进一步提高临床诊疗水平，还必须扩大知识面，从前人的经验中吸取精华。这和中医药的学习一样，熟悉药性之后，可以开方。但是，如果再熟读经方，就会增加许多成熟的经验，这可以减少自己摸索的时间和精力。所以中药讲究背方歌，我们则主张念歌赋。我们选编了一些经典的治疗歌赋，熟读之后，可以作为临证选穴时的参考。

一、六总穴歌

这首歌原为《四总穴歌》，出自明代朱权《乾坤生意》，转引自杨继洲《针灸大成》。它的概括性很强，只取四个穴，就包括肚腹、腰背、头项、面口各部疾病，其理论是以经络学说循经取穴为依据的。实际疗效也很好，所以流传很广。近代人们觉得缺少主治胸部的穴位，就加上了"内关"，后来又有人补上了"三阴交"，主治三阴经及泌尿、生殖、妇科病等，就更全面了。

六总穴歌

肚腹三里留，腰背委中求，

头项寻列缺，面口合谷收，

心胸取内关，少腹三阴谋。

二、行针指要赋

本篇出于明代高武所编《针灸聚英》。所谓《行针指要赋》非单指针刺，而是泛指针灸，应针即针，应灸即灸，或针灸结合，以病情而定。"指要"是指出主要穴位，凡遇到风、水、结、痨、虚、气、嗽、痰、吐这九类证候群先取主穴，再配他穴，这也是精穴疏针取穴法之一。

行针指要赋

或针风 ①，先向风府百会中；

或针水 ②，水分挟脐上边取；

或针结 ③，针着大肠二间穴；

或针痨 ④，须向膏肓及百劳；

或针虚 ⑤，气海丹田委中奇；

---

① 中风、抽风，头风眩、肝风，羊痫风，诸风症。

② 各种水肿、胸水、腹水等。

③ 肠梗阻、便秘等。

④ 结核、慢性气管炎、咳嗽、痰喘等。

⑤ 一切虚弱疾患，久病，病后气血虚弱等。

或针气[①]，膻中一穴分明记；

或针嗽[②]，肺俞风门须用灸；

或针痰[③]，先针中脘三里间；

或针吐[④]，中脘气海膻中补；

反胃吐食一般医，

针中有妙少人知。

三、标幽赋

本篇是金、元时期著名针灸家窦默的著作。窦默，字汉卿，针技超群，医德高尚，曾被元世祖封为太师，故后人亦称他为窦太师。窦汉卿精于针灸，并且尤其擅长外科。曾著有《针经指南》一书。其中首载《针经标幽赋》《流注通玄指要赋》。"标幽赋"的意思，就是将针灸理论与实践中较为幽微、深奥、隐晦的意思，用歌赋的体裁，明显地标示出来，便于理解和记忆。本篇的主要内容，是综合作者的临床治验和心得，对穴位、针刺方法、得气、宜忌等方面，作了比较深入的阐述，颇有见地。因为本书有着充分的指导性，一向被认为是祖国针灸学中的一篇重要文献。

---

① 气厥、气逆、气喘、气急、气结、气机不畅等。
② 急慢性气管炎，百日咳，外感诸嗽等。
③ 痰饮、停水、痰涎、哮喘等。
④ 各种原因的呕吐、反胃、吐食等。

标幽赋

拯救之法，妙用者针。

察岁时于天道，定形气于予心，

春夏瘦而刺浅，秋冬肥而刺深 [1]，

不穷经络阴阳，多逢刺禁 [2]，

既论脏腑虚实，须向经寻 [3]。

原夫起自中焦，水初下漏 [4]，

太阴为始，至厥阴而方终，

穴出云门，抵期门而最后，

正经十二，别络走三百余支，

正侧仰伏，气血有六百余候 [5]。

手足三阳，手走头而头走足；

手足三阴，足走腹而胸走手。

要识迎随，须明逆顺 [6]。

况夫阴阳气血多少为最，

厥阴太阳，少气多血，

---

[1] 春夏的温热病，邪在体表，应该浅刺，瘦人要浅刺；秋冬的寒凉病，部位较深，应该深刺，肥胖人宜适当深刺。

[2] 如果不懂经络、阴阳的基本知识，就会扎到不该扎的地方。

[3] 说到脏腑虚实的各种病变，应该从经络、经气上去考虑。

[4] 经气的运行，是在水漏下初刻的时候（寅时），从中焦开始。

[5] 人体的前后左右共有 600 多个穴位可以用来候气血。

[6] 要知道迎随补泻，必须先明白经气循行的逆顺。

太阴少阴，少血多气，

而又气多血少者，少阳之分，

气盛血多者，阳明之位。

先详多少之宜，次察应至之气，

轻滑慢而未来，沉涩紧而已至①，

既至也，量寒热而留疾②。

未至也，据虚实而候气③。

气之至也，如鱼吞钩饵之沉浮，

气未至也，如闲处幽堂之深邃，

气速至而速效，气迟至而不治。

观夫九针之法，毫针最微，

七星上应，众穴主持④，

本形金也，有蠲邪扶正之道⑤。

短长水也，有决凝开滞之机⑥，

定刺象木，或斜或正⑦，

口藏比火，进阳补羸⑧。

---

① 轻、滑、慢的感觉是没有得气，沉、涩、紧的感觉是气已至。
② 气已至，根据寒热的不同决定是深刺久留还是浅刺而疾出。
③ 气未至，要根据病人的虚实情况来候气。
④ 上应七星，可以广泛应用于各个穴位。
⑤ 形状应金，可以蠲除邪气，扶助正气。
⑥ 长短应水，具有疏通宣导的玄机。
⑦ 刺在穴位上象木，有的斜刺有的直刺。
⑧ 在口中温针，类似火，可以补虚。

循机扪塞以象土，实应五行而可知[1]。

然是三寸六分，包含妙理，

虽细桢于毫发，同贯多歧[2]，

可平五脏之寒热，能调六腑之虚实，

拘挛闭塞，遣八邪而去矣[3]，

寒热痛痹，开四关而已之[4]。

凡刺者，使本神朝而后入[5]，

既刺也，使本神定而气随[6]；

神不朝而勿刺，神已定而可施。

定脚处，取气血为主意[7]，

下手处，认水木是根基[8]，

天地人三才也，涌泉同璇玑百会[9]。

上中下三部也，大包与天枢地机[10]。

---

① 沿经络使用循法，针后扪塞针孔象土，实际上从这些可以知道毫针是应五行的。

② 虽然纤细有如毫发，但同时可以贯穿多条分支。

③ 拘挛闭塞的病，运用八邪可以消除。

④ 寒热痛痹的病，开四关可以平复。四关指双太冲、后谷，也有指双肘、膝关节。

⑤ 针刺前，要使病人的精神集中而后进针。

⑥ 已经刺入后，要使病人精神安定，经气随之平稳。

⑦ 定穴时，把气血情况作为主要参考。

⑧ 施治时，把寒热作为基本依据。

⑨ 天、地、人的三才配置，对应在腧穴上是百会、璇玑和涌泉。

⑩ 上、中、下三部的病变，分别为大包、天枢与地机所主。

阳跷阳维并督带，主肩背腰腿在表之病，

阴跷阴维任冲脉，去心腹胁肋在里之凝。

二陵二跷二交，似续而交五大①。

两间两商两井，相依而别两支②。

大抵取穴之法，必有分寸，

先审自意，次观肉分，

或伸屈而得之，或平直而安定③。

在阳部筋骨之侧，陷下为真④，

在阴分郄腘之间，动脉相应⑤，

取五穴，用一穴而必端⑥，

取三经，用一经而可正⑦。

头部与胸部详分，督脉与任脉易定，

明标与本，论刺深刺浅之经，

住痛移疼，取相交相贯之径⑧，

---

① 阴陵泉、阳陵泉，阴跷（指照海穴）、阳跷（指申脉穴），阳交、三阴交，这六个穴位，因为经络的互相联系和配合，主治范围遍及五体（头部和两足两手）。

② 三间、二间，少商、商阳，肩井、天井，这三对腧穴，相互依赖而别走两支。

③ 或使肢体伸屈而取，或使躯体平直、安定而取。

④ 在阳部、筋骨旁边的穴位，凹陷处是真正的位置。

⑤ 在阴分、缝隙、窝之间的穴位，有动脉应手。

⑥ 取五个穴，用其中的一个穴，一定准确。

⑦ 取三条经，用其中的一条经才能正确。

⑧ 治疗疼痛，取经络循行相互交贯之处。

岂不闻脏腑病而求门海俞募之微①，

经络滞而求原别交会之道②，

更穷四根三结，依标本而刺无不痊③，

但用八法五门，分主客而针无不效④，

八脉始终连八会，本是纪纲，

十二经络十二原，是为枢要。

一日取六十六穴之法，方见幽微⑤，

一时取一十二经之原，始知要妙。

原夫补泻之法，非呼吸而在手指⑥，

速效之功，要交正而识本经⑦。

交经缪刺，左有病而右畔取，

泻络远针，头有疾而脚上针。

巨刺与缪刺各异，微针与妙刺相通，

观部分，而知经络之虚实⑧，

---

① 难道没听说过脏腑有病而找以门、海定名的腧穴或俞、募穴的微妙。

② 经络阻滞而寻求原穴、络穴、相交的穴、八会穴。

③ 再追究四根三结，依照标本理论而刺没有不痊愈的。

④ 使用八法八穴的主客配穴和五门十变之法，分主客而针刺没有不见效的。

⑤ 一天之内取六十六穴的方法（编者注：此为按时取穴的子午流注针法），使用方显出它的幽深和微妙。

⑥ 原来补泻的方法，不在呼吸而在于手指。

⑦ 疗效迅速的原因，是要知道交经和正经的关系，并且要识得本经。

⑧ 观察人体各部的疾病征象，可以知经络的虚实。

视浮沉，而辨脏腑之寒温①。

且夫先令针耀而虑针损，

次藏口内而欲针温②，

目无外视，手如握虎，

心无内慕，如待贵人。

左手重而多按，欲令气散③，

右手轻而徐入，不痛之因④。

空心恐怯，直立侧而多晕⑤，

背目沉掐，坐卧平而没昏⑥。

推于十干十变，知孔穴之开阖，

论其五行五脏，察时日之旺衰，

伏如横弩，应若发机。

阴交阳别⑦而定血晕，阴跷阳维而下胎衣，

痹厥偏枯，迎随俾经络接续，

漏崩带下，温补使气血依归，

静以久留，停针待之。

---

① 看脉象的浮沉，可以辨别脏腑的寒热。

② 然后藏在口内而使针温暖。

③ 左手在穴位上重切而多按，目的是使气散。

④ 右手持针轻而慢地进针，是病人不痛的原因。

⑤ 饥饿和恐怯之人，采取直立位或侧位容易晕针。

⑥ 扎针不让患者看到，在腧穴上重掐，采取舒适的坐位或卧位就不容易昏倒。

⑦ 阴交指之阴交，另说为阴交穴；阳别指阳池。

必准者，取照海治喉中之闭塞，

端的处，用大钟治心内之呆痴，

大抵疼痛实泻，麻痒虚补，

体重节痛而俞居，心下痞满而井主^①，

心胀咽痛，针太冲而必除，

脾冷胃疼，泻公孙而立愈。

胸满腹痛刺内关，胁疼肋痛针飞虎，

筋挛骨痛而补魂门，体热劳嗽而泻魄户，

头风头痛，刺申脉与金门，

眼痒眼疼，泻光明与地五。

泻阴郄止盗汗，治小儿骨蒸，

刺偏历利小便，医大人水蛊，

中风环跳而宜刺，虚损天枢而可取。

由是午前卯后，太阴生而疾温^②，

离左酉南，月朔死而速冷^③，

循扪弹怒，留吸母而坚长^④，

---

① 体重节痛的症状是俞穴所主治，心下痞满的症状由井穴主治。

② 由于午前卯后，即辰巳二时（上午 7~11 点），类似上午的阳光和上半月的月光由弱渐强，对虚证应该赶快采用补法。

③ 离左酉南，即未申两个时辰（下午 1~5 点），类似下午的阳光和下半月的月光由强渐弱，对实证应该赶快采用泻法。

④ 补时要采用在穴位上循扪之法或弹其穴位使络脉怒张的方法；久留针，随吸气出针，补母穴等方法，使正气坚固并且增长。

爪下伸提，疾呼子而嘘短^①。

动退空歇，迎夺右而泻凉^②，

推内进搓，随济左而补暖^③。

慎之！大患危疾，色脉不顺而莫针，

寒热风阴，饥饱醉劳而切忌。

望不补而晦不泻，弦不夺而朔不济^④。

精其心而穷其法，无灸艾而坏其皮，

正其理而求其原，免投针而失其位。

避灸处而加四肢，四十有九，

禁刺处而除六俞，二十有二。

抑又闻高皇抱疾未瘥，李氏刺巨阙而后苏，

太子暴死为厥，越人针维会而复醒，

肩井曲池，甄权刺臂痛而复射，

悬钟环跳，华佗刺躄足而立行。

秋夫针腰俞而鬼免沉疴，

---

① 泻时采用爪切、提插手法，疾出针，随呼气出针，泻母穴的方法而使邪气减弱、减少。

② 捻动针后迅速退针，稍作停留再刺进退出（相当于紧提慢按），逆经络而刺，向右捻转等是泻法，可使邪热转凉。

③ 将针分层缓慢推进，过程中往复搓针，随着经络而刺，向左捻转是补法，可使虚寒转暖。

④ 望日（每月十五）不用补法，晦日（每月初一）不用泻法，上弦（每月初八初九）和下弦（每月廿二廿三）时不用泻法，朔日（每月初一）不用补法。

王纂针交俞而妖精立出。

取肝俞与命门，使瞽士视秋毫之末，

刺少阳与交别，俾聋夫听夏蚋之声。

嗟夫！

去圣逾远，此道渐坠，

或不得意而散其学，或愆其能而犯禁忌，

愚庸智浅，难契于玄言，

至道渊深，得之者有几？

偶述斯言，

不敢示诸明达者焉，庶几乎童蒙之心启。

附:《标幽赋》辨证取穴小结

1. 头面五官疾患　①头风头痛——申脉、金门；②眼痒眼疼——光明、地五会；③瞽目——肝俞、命门；④耳聋——听会、阳池。

2. 咽喉疾患　①喉中闭塞——照海；②咽痛——太冲。

3. 胸腹部疾患　①心（胸）胀——太冲；②脾冷胃痛——公孙；③胸满腹痛——内关；④胁疼肋痛——支沟。

4. 四肢部疾患　①筋挛骨痛——魂门；②中风偏瘫——环跳；③臂痛——肩井、曲池；④蹙足——悬钟、环跳。

5. 妇产疾患　①血晕——阴交、三阴交、阳池；②胎衣不下——照海、外关。

6. 其他疾患　①心内呆痴——大钟；②体热劳嗽——魄户；③虚损——天枢；④盗汗、小儿骨蒸——阴郄；⑤水蛊、小便不利——偏历。

四、通玄指要赋

本篇也是窦汉卿所著。《标幽赋》对于针灸学的基本理论阐述较多，本篇则提供了治疗经验和心得。其取穴着重肘膝以下的井、荥、输、原、经、合等六十六穴，以及其他一些具有特殊意义的有效穴。从本篇中，可以发现一些循经取穴、临证运用的规律，作为举一反三之用。文中涉及的疾病，大多在临床常见，掌握这些特效穴，可以把握针灸临证的要领，所以本文以"通玄指要"命名。

通玄指要赋

望闻问切，推明得病之原；补泻迎随，揭示用针之要。予于是学，自古迄今，虽常覃思以研精，竟未钩玄而索隐。俄经传之暇日，承外舅之训言，云及世纷，续推兵扰。其人也，神无依而心无定；可病之，精必夺而气必衰。兼方国以乱而隔殊，医物绝商而那得。设方有效，历市无求。不若砭功，立排疾势。既已受教，遂敏求师，前后仅十七年，无一二真个辈。后避屯于蔡邑，方获诀于李君，斯人以针道救疾也，除疼痛于目前，愈瘵疾于指下。信所谓伏如横弩，应若发机，万举万全，百发百中者也。加以好生之念，素无窃利之心。尝谓予曰：天宝不付于非仁，圣道须传于贤者。仆不自揆，遂仲有求之恳，获垂无吝之诚。授穴之所秘者，四十有三；疗疾而弗瘳者，万千无一。遂铭诸心，而著之髓，务拯其困，而扶其危。而后除疼痛迅若手拈，破结聚涣如冰释。夫针者也，果神矣哉！然念兹穴俞而或忘，借其声律则易记。辄裁八韵，赋就一篇。讵敢匿于己私，庶共传于同志。壬辰重九前二日谨题。

> 必欲治病，莫如用针，
>
> 巧运神机之妙，工开圣理之深。
>
> 外取砭针，能蠲邪而扶正，
>
> 中含水火，善回阳而倒阴[①]。
>
> 原夫络别支殊，经交错综，
>
> 或沟池溪谷以歧异，或山海丘陵而隙共[②]。
>
> 斯流派以难揆，在条纲而有统。
>
> 理繁而昧，纵补泻以何功；
>
> 法捷而明，曰迎随而得用。
>
> 且如行步难移，太冲最奇。

---

① 其中含有寒与热的针刺感应，能够调理阴阳。

② 原本络、别等分支不同，经络交互的关系错综复杂，有的穴位名称用沟、池、溪、谷、山、海、丘、陵等以说明其高低深浅的不同，但其在孔隙、凹陷中的特点是共同的。

人中除脊膂之强痛，神门去心性之呆痴。

风伤项急，始求于风府；

头晕目眩，要觅于风池。

耳闭须听会而治也，眼痛则合谷以推之。

胸结身黄，取涌泉而即可；

脑昏目赤，泻攒竹以偏宜。

但见苦两肘之拘挛，仗曲池而平扫。

牙齿痛吕细堪治，头项强承浆可保。

太白宣导于气冲^①，

阴陵开通于水道^②。

腹膨而胀，夺内庭以休迟；

筋转而疼，泻承山而在早。

大抵脚腕痛，昆仑解愈；

股膝痛，阴市能医。

痫发癫狂兮，凭后溪而疗理；

疟生寒热兮，仗间使以扶持。

期门罢胸满血膨而可以^③，

---

① 气冲即指穴位，也指腹部逆气上攻的症状，有此症状，如不拟直接取太冲穴，可以太白穴治疗，同样有效。

② 水道即指水道疾病，如膀胱肾气热结、大小便不利等，也指水道穴。如有此症状，不直接使用水道穴时，也可以使用阴陵泉。

③ 胸满血膨指胸胁支满，瘀血结胸而膨胀的现象，如气血蓄积的肝积之类。

劳宫退胃翻心痛以何疑。

稽夫大敦去七疝之偏疼，王公谓此[1]；

三里却五劳之羸瘦，华佗言斯。

固知腕骨祛黄，然骨泻肾。

行间治膝肿目疾，尺泽去肘疼筋紧。

目昏不见，二间宜取；鼻窒无闻，迎香可引。

肩井除两臂难任，丝竹疗头疼不忍。

咳嗽寒痰，列缺堪治；眵蔑冷泪，临泣尤准[2]。

髋骨将腿痛以祛残[3]，

肾俞把腰疼而泻尽。

以见越人治尸厥于维会，随手而苏；

文伯泻死胎于阴交，应针而殒。

圣人于是察麻与痛，分实与虚，

实则自外而入也，虚则自内而出欤。

以故济母而裨其不足，夺子而平其有余。

观二十七之经络[4]，一一明辨；

据四百四之疾证，件件皆除。

故得夭枉都无，跻斯民于寿域，

---

[1] 王公指王焘。

[2] 临泣指头临泣。

[3] 髋骨指环跳穴。

[4] 二十七之经络指十二正经十五别络。

几微已判，彰往古之玄书。

抑又闻心胸病，求掌后之大陵；

肩背患，责肘前之三里。

冷痹肾败，取足阳明之土 [①]；

连脐腹痛，泻足少阴之水 [②]。

脊间心后者，针中渚而立瘥；

胁下肋边者，刺阳陵则即止。

头项痛，拟后溪以安然；

腰脚疼，在委中而已矣。

夫用针之士，于此理苟明者焉，收祛邪之功而在乎捻指。

附：《通玄指要赋》辨证取穴小结

1. 头面五官疾患　①头晕目眩——风池；②头疼不忍——丝竹空；③眼痛——合谷；④脑昏目赤——攒竹；⑤膝肿目疾——行间；⑥目昏不见——二间；⑦睃蒙冷泪——头临泣；⑧耳闭——听会；⑨鼻窒无闻——迎香；⑩牙齿痛——太溪。

2. 颈项疾患　①风伤项急——风府；②头项强——承浆；③头项痛——后溪。

---

① 指胃经之土穴——足三里。

② 指肾经之水穴——阴谷穴。

3. 胸腹疾患　①咳嗽寒痰——列缺；②胸结身黄——涌泉；③胸满血膨——期门；④心胸病——大陵；⑤胃翻心痛——劳宫；⑥腹部逆气上攻——太白；⑦水道疾病——阴陵泉；⑧腹膨而胀——内庭；⑨连脐腹痛——阴谷；⑩胁下肋边疼痛——阳陵泉；⑪七疝偏疼——大敦。

4. 腰背疾患　①脊膂强痛——人中；②腰疼——肾俞；③脊间心后疼痛——中渚；④腰脚疼——委中；⑤肩背病——手三里。

5. 四肢疾患　①两肘之拘挛——曲池；②肘疼筋紧——尺泽；③两臂难任——肩井；④腿痛——环跳；⑤行步难移——太冲；⑥筋转而疼——承山；⑦脚腕痛——昆仑；⑧股膝痛——阴市。

6. 其他疾患　①心性之呆痴——神门；②癫狂病——后溪；③疟——间使；④五劳羸瘦——足三里；⑤黄疸——腕骨；⑥肾热——然骨；⑦尸厥——中极；⑧堕胎——三阴交；⑨冷痹肾败——足三里。

五、百症赋

本篇最初刊刻于《针灸聚英》，为明代高武编著。本篇一方面将一些常见病的若干证候分类，指出了治疗的方针。另一方面，将头面、躯干、四肢以及出现于全身的疾患，自上而下，顺序编写，不但可以掌握每一穴位的主治要点，同时对于局部和循经取穴的原则，可有明确的认识。

百症赋

百症俞穴，再三用心。

囟会连于玉枕，头风疗以金针。

悬颅、颌厌之中，偏头痛止；

强间、丰隆之际，头痛难禁。

原夫面肿虚浮，须仗水沟、前顶；

耳聋气闭，全凭听会、翳风。

面上虫行有验，迎香可取；

耳中蝉噪有声，听会堪攻。

目眩兮支正、飞扬，

目黄兮阳纲、胆俞。

攀睛攻少泽、肝俞之所，

泪出刺临泣、头维之处。

目中漠漠，即寻攒竹、三间；

目觉䀮䀮，急取养老、天柱。

观其雀目肝气，睛明、行间而细推；

审他项强伤寒，温溜、期门而主之。

廉泉、中冲，舌下肿疼堪取；

天府、合谷，鼻中衄血宜追。

耳门、丝竹空，住牙疼于顷刻；

颊车、地仓穴，正口蜗于片时。

喉痛兮液门、鱼际去疗，

转筋兮金门、丘墟来医。

阳谷、侠溪，颔肿口噤并治，

少商、曲泽，血虚口渴同施。

通天去鼻内无闻之苦，

复溜祛舌干口燥之悲。

哑门、关冲，舌缓不语而要紧；

天鼎、间使，失音嗫嚅而休迟。

太冲泻唇蜗以速愈，

承浆泻牙疼而即移。

项强多恶风，束骨相连于天柱；

热病汗不出，大都更接于经渠。

且如两臂顽麻，少海就傍于三里；

半身不遂，阳陵远达于曲池。

建里、内关，扫尽胸中之苦闷；

听宫、脾俞，祛残心下之悲凄。

久知胁肋疼痛，气户、华盖有灵；

腹内肠鸣，下脘、陷谷能平。

胸胁支满何疗，章门不容细寻 [①]；

---

① 不容：本是穴名，《针灸大成》误为不用。

膈疼饮蓄难禁，膻中、巨阙便针；

胸满更加噎塞，中府、意舍所行；

胸膈停留瘀血，肾俞、巨髎宜征。

胸满项强，神藏、璇玑已试；

背连腰痛，白环、委中曾经。

脊强兮水道、筋缩，

目眴兮颧髎、大迎①。

瘛病非颅息而不愈，

脐风须然谷而易醒。

委阳、天池，腋肿针而速散；

后溪、环跳，腿疼刺而即轻。

梦魇不宁，厉兑相谐于隐白；

发狂奔走，上脘同起于神门。

惊悸怔忡，取阳交、解溪勿误；

反张悲哭，仗天冲、大横须精。

癫疾必身柱、本神之令，

发热仗少冲、曲池之津。

岁热时行，陶道复求肺俞理；

风痫常发，神道还须心俞宁。

---

① 《针灸大成》为目眩，但因二穴的主治是目眴动，而不是目眩，且前面已经有目眩兮支正、飞扬一句，故参陈璧琉、郑卓人所著之《针灸歌赋选解》改为目眴。

湿寒湿热下髎定，

厥寒厥热涌泉清。

寒栗恶寒，二间疏通阴郄暗；

烦心呕吐，幽门开彻玉堂明①。

行间、涌泉，主消渴之肾竭；

阴陵、水分，去水肿之脐盈。

痨瘵传尸，趋魄户、膏肓之路；

中邪霍乱，寻阴谷、三里之程。

治疸消黄，谐后溪、劳宫而看；

倦言嗜卧，往通里、大钟而明。

咳嗽连声，肺俞须迎天突穴；

小便赤涩，兑端独泻太阳经②。

刺长强与承山，善主肠风新下血；

针三阴与气海，专司白浊久遗精。

且如肓俞、横骨，泻五淋之久积；

阴郄、后溪，治盗汗之多出。

脾虚谷以不消，脾俞、膀胱俞觅；

胃冷食而难化，魂门、胃俞堪责。

鼻痔必取龈交；

瘿气须求浮白。

---

① "开彻"《针灸大成》误为"闭彻"。
② 独泻太阳经有学说认为指手太阳小肠经的子穴小海。

大敦、照海，患寒疝而善蠦；

五里、臂臑，生疬疮而能治。

至阴、屋翳，疗痒疾之疼多；

肩髃、阳溪，消瘾风之热极。

抑又论妇人经事改常，自有地机、血海；

女子少气漏血，不无交信、合阳；

带下产崩，冲门、气冲宜审；

月潮违限，天枢、水泉细详。

肩井乳痈而极效，

商丘痔瘤而最良。

脱肛趋百会、尾骶之所，

无子搜阴交、石关之乡。

中脘主乎积痢，

外丘收乎大肠。

寒疟兮商阳、太溪验，

痃癖兮冲门、血海强。

夫医乃人之司命，非志士而莫为；

针乃理之渊微，须至人之指教。

先究其病源，后攻其穴道。

随手见功，应针取效。

方知玄里之玄，始达妙中之妙。

此篇不尽，略举其要。

附:《百症赋》辨证取穴小结

1. 头面五官疾患

（1）头：①头风——囟会、玉枕；②偏头痛——悬颅、颔厌；③头痛——强间、丰隆；④面肿虚浮——水沟、前顶；⑤面上虫行——迎香。

（2）目：①目眩——支正、飞扬；②目黄——阳纲、胆俞；③胬肉攀睛——少泽、肝俞；④泪出——临泣、头维；⑤目中漠漠——攒竹、三间；⑥目觉䀮䀮——养老、天柱；⑦雀目肝气——睛明、行间；⑧目瞤动——颧髎、大迎。

（3）耳：①耳聋气闭——听会、翳风；②耳中蝉鸣——听会。

（4）鼻：①鼻衄——天府、合谷；②鼻不闻——通天；③鼻痔（鼻息肉）——龈交。

（5）口：①口㖞——颊车、地仓；②唇㖞——太冲；③颔肿口噤——阳谷、侠溪；④舌干口燥——复溜；⑤舌下肿疼——廉泉、中冲；⑥舌缓不语——哑门、关冲；⑦失音嗫嗫——天鼎、间使；⑧牙疼——耳门、丝竹空、承浆。

2. 胸腹疾患

①咳嗽连声——肺俞、天突；②胸中苦闷——建里、内关；③心下悲凄——听宫、脾俞；④胸胁支满——章门、不容；⑤膈疼饮蓄——膻中、巨阙；⑥胸满噎塞——中府、意舍；⑦胸膈停留瘀血——肾俞、巨髎；⑧胸满项强——神

藏、璇玑；⑨胁肋疼痛——气户、华盖；⑩腋肿——委阳、天池；⑪腹内肠鸣——下脘、陷谷；⑫脾虚谷不消——脾俞、膀胱俞；⑬胃冷食而难化——魂门、胃俞；⑭水肿之脐盈——阴陵、水分。

3. 四肢疾患

①两臂顽麻——少海、手三里；②半身不遂——阳陵泉、曲池；③腿疼——后溪、环跳；④转筋——金门、丘墟。

4. 妇科疾患

①经事改常——地机、血海；②少气漏血——交信、合阳；③带下产崩——冲门、气冲；④月潮违限——天枢、水泉；⑤无子——阴交、石关。

5. 诸风伤寒及热病

①项强伤寒——温溜、期门；②项强恶风——束骨、天柱；③热病汗不出——大都、经渠；④背连腰痛——白环、委中；⑤脊强——水道、筋缩；⑥痓病——颅息；⑦小儿脐风——然谷；⑧湿寒湿热——下髎；⑨厥寒厥热——涌泉；⑩发热——少冲、曲池；⑪岁热时行——陶道、肺俞；⑫寒栗恶寒——二间、阴郄；⑬寒疟——商阳、太溪。

6. 诸劳虚损病

①痨瘵传尸——魄户、膏肓；②倦言嗜卧——通里、大钟；③盗汗——阴郄、后溪；④烦心呕吐——幽门、玉堂；⑤消渴肾竭——行间、涌泉；⑥血虚口渴——少商、曲泽。

7. 疝痔及二便疾病

①寒疝——大敦、照海；②小便赤涩——兑端（小海）；③白浊久遗精——三阴交、气海；④五淋之久积——肓俞、横骨；⑤痔瘤——商丘；⑥脱肛——百会、尾骶；⑦肠风新下血——长强与承山；⑧积痢——中脘；⑨大肠不收——外丘。

8. 神志精神疾病

①癫疾——身柱、本神；②风痫——神道、心俞；③发狂奔走——上脘、神门；④梦魇不宁——厉兑、隐白；⑤惊悸怔忡——阳交、解溪；⑥反张悲哭——天冲、大横。

9. 其他内外科疾患

①黄疸——后溪、劳宫；②中邪霍乱——阴谷、足三里；③瘾风之热极——肩髃、阳溪；④疭疾之疼多——至阴、屋翳；⑤疝癖——冲门、血海；⑥乳痈——肩井。

六、玉龙赋

本篇是总辑《玉龙歌》的要旨而成。《玉龙歌》为宋代杨氏所作，元代王国瑞编纂的《扁鹊神应针灸玉龙经》首先收录此歌。托名扁鹊所授，从此而广为流传。《玉龙赋》脱胎于《玉龙歌》，撮其精华，编成歌赋。其涉及的疾病范围广，包括了一般常见的疾病，所用之方，多是疗效卓著、切合实际的，所以历代被推为富有指导性意义的针灸文献之一。至今临证取穴也多不出此范围。

玉龙赋

夫参博以为要，辑简而舍烦，

总《玉龙》以成赋，信金针以获安。

原夫卒暴中风，顶门、百会；

脚气连延[1]，里、绝、三交[2]。

头风鼻渊，上星可用；

耳聋腮肿，听会偏高。

攒竹、头维，治目疼头痛；

乳根、俞府，疗气嗽痰哮。

风市、阴市，驱腿脚之乏力；

阴陵、阳陵，除膝肿之难熬。

二白医痔漏，间使剿疟疾；

大敦去疝气，膏肓补虚劳。

天井治瘰疬瘾疹，神门治呆痴笑咷。

咳嗽风痰，太渊、列缺宜刺；

尪羸喘促，璇玑、气海当知。

期门、大敦，能治坚痃疝气；

---

[1] 脚气连延指中风后遗症之下肢麻痹。

[2] 指足三里、绝骨、三阴交。

劳宫、大陵，可疗心闷疮痍①。

心悸虚烦刺三里②，

时疫疟疾寻后溪。

绝骨、三里、阴交，脚气宜此；

睛明、太阳、鱼尾，目症凭兹。

老者便多，命门兼肾俞而着艾；

妇人乳肿，少泽与太阳③之可推。

身柱蠲嗽，能除膂痛；

至阳却疸，善治神疲。

长强、承山，灸痔最妙；

丰隆、肺俞，痰嗽称奇。

风门主伤冒寒邪之嗽，

天枢理感患脾泄之危。

风池、绝骨，而疗乎伛偻；

人中、曲池，可治其痿伛。

期门刺伤寒未解，经不再传；

鸠尾针癫痫已发，慎其妄施④。

阴交、水分、三里，蛊胀宜刺；

---

① 疮痍指心火所致的疮疡。

② 指足三里。

③ 太阳指瞳子髎。

④ 使用本穴要非常慎重，不要妄然施术。

商丘、解溪、丘墟，脚痛堪追。

尺泽理筋急之不用，

腕骨疗手腕之难移。

肩脊痛兮，五枢[1]兼于背缝[2]；

肘挛痛兮，尺泽合于曲池。

风湿传于两肩，肩髃可疗；

壅热盛乎三焦，关冲最宜。

手臂红肿，中渚、液门要辨；

脾虚黄疸，腕骨、中脘何疑。

伤寒无汗，攻复溜宜泻；

伤寒有汗，取合谷当随[3]。

欲调饱满之气逆，三里可胜；

要起六脉之沉匿，复溜称神。

照海、支沟，通大便之秘；

内庭、临泣，理小腹之膜。

天突、膻中医喘嗽，

地仓、颊车疗口喎。

迎香攻鼻窒为最，

肩井除臂痛如拿。

---

[1] 五枢穴的选用主要在伴有腰痛时。

[2] 背缝穴是经外奇穴，在"背肩端骨下，直腋缝尖"。

[3] 指补法。

二间治牙疼，中魁^①理翻胃而即愈；

百劳^②止虚汗，通里疗心惊而即瘥。

大小骨空^③，治眼烂能止冷泪；

左右太阳，医目疼善除血翳。

心俞、肾俞，治腰肾虚乏之梦遗；

人中、委中，除腰脊痛闪之难制。

太溪、昆仑、申脉，最疗足肿之迍；

涌泉、关元、丰隆，为治尸劳之例。

印堂治其惊搐，

神庭理乎头风。

大陵、人中频泻，口气全除；

带脉、关元多灸，肾败堪攻。

腿脚重疼，针髋骨^④、膝关、膝眼；

行步艰楚，刺三里、中封、太冲。

取内关于照海，医腹疾之块；

搐迎香于鼻内^⑤，消眼热之红。

---

① 经外奇穴，在中指第二骨节尖上，曲指取穴。

② 指大椎穴。

③ 经外奇穴，大骨空在拇指背侧中节关节中央，小骨空在小指背侧第一、二节的关节中央，二穴主治一切目疾，宜采用直接灸法，以小艾炷灸五至七壮不等。

④ 经外奇穴，在膝盖上方，梁丘外开一寸陷中，另一说指环跳。

⑤ 用长针刺鼻内之内迎香，搐刺放血。

肚痛秘结，大陵合外关于支沟；

腿风湿痛，居髎兼环跳于委中。

上脘、中脘，治九种之心痛[①]；

赤带、白带，求中极之异同。

又苦心虚热壅，少冲明于济夺[②]；

目昏血溢，肝俞辨其实虚。

当心传之玄要，究手法之疾徐。

或值挫闪疼痛之不足，此为难拟定穴之可祛[③]。

辑管见以便诵读，幸高明而无哂诸。

此赋总辑《玉龙歌》要旨尔，歌见三卷。

附：《玉龙赋》辨证取穴小结

1. 头面五官疾患

①目疼头痛——攒竹、头维；②目症——睛明、太阳、鱼尾；③眼烂、冷泪——大小骨空；④目疼、血翳——太阳穴；⑤眼热发红——内迎香（放血）；⑥目昏血溢——肝俞；⑦头风——神庭；⑧头风鼻渊——上星；⑨鼻窒——迎香；

---

① 九种之心痛指饮、食、风、冷、热、悸、虫、疰、去来痛等九种类别。

② 少冲是可补可泻的穴位，要明白该用济——补法，还是夺——泻法。

③ 当我们接受了古人留下来的高深的学理之后，再进一步研究操作手法的疾徐。碰到外伤性挫闪或浅表的局部疼痛，在没有固定部位和名称的阿是穴上，也可以获得祛邪止痛的功效。

⑩耳聋腮肿——听会；⑪口㖞——地仓、颊车；⑫牙疼——二间；⑬口气——大陵、人中。

2. 胸腹疾患

①蛊胀——阴交、水分、三里；②饱满气逆——足三里；③小腹之膜——内庭、临泣；④翻胃——中魁；⑤疝气——大敦；⑥坚痃疝气——期门、大敦；⑦腹疾有块——内关、照海；⑧九种心痛——上脘、中脘。

3. 颈项肩背腰部疾患

①脊痛——身柱；②伛偻——风池、绝骨；③痿伛——人中、曲池；④肩脊痛——五枢、背缝；⑤腰脊痛闪难制——人中、委中。

4. 四肢疾患

①手腕难移——腕骨；②肘挛痛——尺泽、曲池；③两肩风湿——肩髃；④手臂红肿——中渚、液门；⑤臂痛——肩井；⑥脚气连延——足三里、绝骨、三阴交；⑦膝肿——阴陵、阳陵；⑧腿脚乏力——风市、阴市；⑨脚气病——绝骨、足三里、三阴交；⑩脚痛——商丘、解溪、丘墟；⑪筋急不用——尺泽；⑫足肿——太溪、昆仑、申脉；⑬腿脚重疼——髋骨、膝关、膝眼；⑭行步艰楚——足三里、中封、太冲；⑮腿风湿痛——居髎、环跳、委中。

5. 妇科疾患

乳肿——少泽、瞳子髎。

6. 痰喘咳嗽疾患

①气嗽痰哮——乳根、俞府；②咳嗽风痰——太渊、列缺；③尪羸喘促——璇玑、气海；④嗽——身柱；⑤痰嗽——丰隆、肺俞；⑥寒嗽——风门；⑦喘嗽——天突、膻中。

7. 诸劳虚损疾患

①虚劳——膏肓；②老者便多——命门、肾俞（艾灸）；③神疲——至阳；④脾泄——天枢；⑤脾虚黄疸——腕骨、中脘；⑥虚汗——百劳（大椎）；⑦腰肾虚乏梦遗——心俞、肾俞；⑧六脉沉匿——复溜；⑨肾败——带脉、关元（灸）；⑩心虚热壅——少冲。

8. 疝、痔、大小便、带下疾患

①痔漏——二白；②痔——长强、承山（灸）；③便秘——照海、支沟；④肚痛秘结——大陵、外关、支沟；⑤赤带白带——中极。

9. 神智病

①卒暴中风——顶门、百会；②呆痴笑咷——神门；③心悸虚烦——足三里；④癫痫已发——鸠尾；⑤心惊——通里；⑥惊搐——印堂。

10. 其他疾患

①疟疾——间使；②瘰疬瘾疹——天井；③心闷疮痍——劳宫、大陵；④时疫痎疟——后溪；⑤黄疸——至阳；

⑥伤寒未解——期门；⑦伤寒无汗——复溜（泻）；⑧伤寒有汗——合谷（补）;⑨三焦壅热——关冲最宜;⑩尸劳——涌泉、关元、丰隆。

七、胜玉歌

本篇是杨继洲家传配穴组方的经验总结。在杨氏行医的时候，元代王国瑞所编的《扁鹊神应针灸玉龙经》已经流行一时，其中所载的《玉龙歌》，为针灸医师和初学者所推崇。但是《玉龙歌》原文较长，不易记诵，杨氏有鉴于此，特将他的家传秘录，结合自己的临床经验，简明扼要地编成了这篇《胜玉歌》，意思是在内容等方面胜过《玉龙歌》，借以引起读者的重视。

胜玉歌

胜玉歌兮不虚言，此是杨家真秘传，

或针或灸依法语，补泻迎随随手捻。

头痛眩晕百会好，心疼脾痛上脘先，

后溪鸠尾及神门，治疗五痫立便痊。

髀疼要针肩井穴，耳闭听会莫迟延。

胃冷下脘却为良，眼痛须觅清冷渊。

霍乱心疼吐痰涎，巨阙着艾便安然。

脾疼[1]背痛中渚泻，头风眼痛上星专。

头项强急承浆保，牙腮疼紧大迎全。

行间可治膝肿病，尺泽能医筋拘挛。

若人行步苦艰难，中封太冲针便痊。

脚背痛时商丘刺，瘰疬少海天井边。

腹疼闭结支沟穴，颌肿喉闭少商前。

脾心痛急寻公孙，委中驱疗脚风缠。

泻却人中及颊车，治疗中风口吐沫。

五疟寒多热更多[2]，间使大杼真妙穴。

经年或变劳怯者，痞满脐旁章门决。

噎气吞酸食不投，膻中七壮除膈热。

目内红痛苦皱眉，丝竹攒竹亦堪医。

若是痰涎并咳嗽，治却须当灸肺俞。

更有天突与筋缩，小儿吼闭自然疏。

两手酸疼难执物，曲池合谷共肩髃。

臂疼背痛针三里[3]，头风头痛灸风池。

肠鸣大便时泄泻，脐旁两寸灸天枢。

诸般气症从何治，气海针之灸亦宜。

---

① 指中焦部位的疼痛。
② 意思是不论寒多还是热多。
③ 指手三里。

小肠气痛归来治，腰痛中空①穴最奇。

腿股转酸难移步，妙穴说与后人知。

环跳风市及阴市，泻却金针病自除。

热疮臁内年年发，血海寻来可治之。

两膝无端肿如斗，膝眼三里艾当施。

两股转筋承山刺，脚气复溜不须疑。

踝跟骨痛灸昆仑，更有绝骨共丘墟。

灸罢大敦除疝气，阴交针入下胎衣。

遗精白浊心俞治，心热口臭大陵驱。

腹胀水分多得力，黄疸至阳便能离。

肝血盛兮肝俞泻，痔疾肠风长强欺。

肾败腰疼小便频，督脉两旁肾俞除②。

六十六穴施应验，故成歌诀显针奇。

附:《胜玉歌》辨证取穴小结

1. 头面五官疾患

①头痛眩晕——百会；②头风头痛——风池；③头风眼痛——上星；④眼痛——清冷渊；⑤目内红痛——丝竹空、攒竹；⑥耳闭——听会；⑦牙腮疼紧——大迎；⑧心热口

---

① 即中髎穴。
② 指督脉命门和其两旁的肾俞穴。

臭——大陵。

2. 颈项肩背腰部疾患

①头项强急——承浆；②颌肿喉闭——少商；③瘰疬——少海、天井；④脾疼背痛——中渚；⑤腰痛——中髎。

3. 胸腹疾患

①心疼脾痛——上脘；②脾心痛急——公孙；③胃冷——下脘；④噎气吞酸食不投——膻中；⑤霍乱心疼吐痰涎——巨阙；⑥腹胀——水分。

4. 四肢疾患

①两手酸疼——曲池、合谷、肩髃；②臂疼背痛——手三里；③筋拘挛——尺泽；④髀疼——肩井；⑤膝肿——行间；⑥膝肿——膝眼、足三里；⑦行步艰难——中封、太冲；⑧腿股转酸难移步——环跳、风市、阴市；⑨两股转筋——承山；⑩脚背痛——商丘；⑪脚风——委中；⑫脚气——复溜；⑬踝跟骨痛——昆仑、绝骨、丘墟；⑭臁疮——血海。

5. 疝、痔、妇科、二阴疾患

①疝气——大敦；②小肠气痛——归来；③痔疾肠风——长强；④肠鸣泄泻——天枢；⑤腹疼闭结——支沟；⑥胎衣不下——三阴交；⑦遗精白浊——心俞；⑧肾败腰疼小便频数——命门、肾俞。

6. 痰喘咳嗽疾患

①痰涎、咳嗽——肺俞；②小儿吼闭——天突、筋缩。

7. 其他疾患

①中风口吐沫——人中、颊车；②五痫——后溪、鸠尾、神门；③五疟——间使、大杼；④劳疟痞满——章门；⑤诸般气症——气海；⑥黄疸——至阳；⑦肝血盛——肝俞。

八、肘后歌

本篇出自《针灸聚英》，为明代高武所编著。本篇的特点是循经远刺和辨证取穴应用较多，从中反复说明穴位的灵活运用，以及在治标和治本作用上的重要意义，有助于我们举一反三地了解处方配穴规律。"肘后"的意思，是本篇可相当于手册，便于随身携带，随时查考，类似《肘后方》之意。

肘后歌

头面之疾针至阴，腿脚有疾风府寻，

心胸有病少府泻，脐腹有病曲泉针。

肩背诸疾中渚下，腰膝强痛交信凭，

胁肋腿痛后溪妙，股膝肿起泻太冲。

阴核发来如升大①，百会妙穴真可骇。

顶心头痛眼不开，涌泉下针定安泰。

---

① 指颈部的瘿气颈瘤之类。

鹤膝肿劳难移步，尺泽能舒筋骨疼，

更有一穴曲池妙，根寻源流可调停①；

其患若要便安愈，加以风府可用针，

更有手臂拘挛急，尺泽刺深去不仁。

腰背若患挛急风，曲池一寸五分攻，

五痔原因热血作，承山须下病无踪。

哮喘发来寝不得，丰隆刺入三分深，

狂言盗汗加见鬼，惺惺②间使便下针。

骨寒髓冷火来烧③，灵道妙穴分明记，

疟疾寒热真可畏，须知虚实可用意。

间使宜透支沟中，大椎七壮合圣治；

连日频频发不休，金门刺深七分是。

疟疾三日得一发，先寒后热无他语，

寒多热少取复溜，热多寒少用间使。

或患伤寒热未收，牙关风壅药难投，

项强反张目直视，金针用意列缺求。

伤寒四肢厥逆冷，脉气无时仔细寻，

神奇妙穴真有二，复溜半寸顺骨行。

① 指选用尺泽、曲池是偏重于治本。
② 警醒之意。
③ 指寒到极点反见热的假象。

四肢回还①脉气浮，须晓阴阳倒换求，

寒则须补绝骨是，热则绝骨泻无忧；

脉若浮洪当泻解，沉细之时补便瘳。

百合②伤寒最难医，妙法神针用意推，

口噤眼合药不下，合谷一针效甚奇。

狐惑伤寒满口疮，须下黄连犀角汤。

虫在脏腑食肌肉，须要神针刺地仓。

伤寒腹痛虫寻食，吐蛔乌梅可难攻，

十日九日必定死，中脘回还胃气通。

伤寒痞气结胸中，两目昏黄汗不通，

涌泉妙穴三分许，速使周身汗自通。

伤寒痞结胁积痛，宜用期门见深功，

当汗不汗合谷泻，自汗发黄复溜凭。

飞虎③一穴通痞气，祛风引气使安宁。

刚柔二痉最乖张，口禁眼合面红妆，

热血流入心肺腑，须要金针刺少商。

中满如何去得根，阴包如刺效如神，

不论老幼依法用，须教患者便抬身。

打仆伤损破伤风，先于痛处下针攻，

---

① 是指阴证转阳的现象。

② 指百合病。

③ 指支沟穴。

后向承山立作效，甄权留下意无穷。

腰腿疼痛十年春，应针不了便惺惺，

大都引气探根本，服药寻方枉费金。

脚膝经年痛不休，内外踝边用意求，

穴号昆仑并吕细①，应时消散即时瘳。

风痹痿厥如何治？大杼曲泉真是妙，

两足两胁满难伸，飞虎神针七分到，

腰软如何去得根，神妙委中立见效。

附：《肘后歌》辨证取穴小结

1. 头面五官疾患

①头面之疾——至阴；②顶心头痛眼不开——涌泉；③刚柔二痉，口噤眼合面红——少商；④百合伤寒口噤眼合——合谷；⑤狐惑伤寒满口疮——地仓。

2. 颈项肩背腰部四肢疾患

①阴核大如升（颈瘿颈瘤）——百会；②手臂拘挛——尺泽；③肩背诸疾——中渚；④腰膝强痛——交信；⑤伤寒热未收，牙关风壅、项强反张目直视——列缺；⑥腰背拘急风——曲池；⑦腰腿疼痛——大都；⑧腰软——委中；⑨胁肋腿痛——后溪；⑩风痹痿厥——大杼、曲泉；⑪股

---

① 太溪。

膝肿起——太冲；⑫腿脚有疾——风府；⑬鹤膝肿劳——尺泽、曲池、风府；⑭脚膝经年痛不休——昆仑、吕细（太溪）；⑮两足两胁满难伸——飞虎（支沟）。

3. 胸腹疾患

①心胸有病——少府；②脐腹有病——曲泉；③痞气——飞虎；④中满——阴包；⑤伤寒痞气结胸，两目昏黄汗不通——涌泉；⑥伤寒痞结胁积痛——期门；⑦伤寒腹痛，吐蛔——中脘。

4. 诸风伤寒与疟、痔

①疟疾——间使、支沟、大椎、金门；②疟疾寒多热少——复溜；③疟疾热多寒少——间使；④伤寒四肢厥逆冷，脉气无——复溜；⑤伤寒四肢回还脉气浮——绝骨；⑥伤寒当汗不汗——合谷；⑦伤寒自汗发黄——复溜；⑧骨寒髓冷寒极见热——灵道；⑨五痔——承山。

5. 其他疾患

①哮喘——丰隆；②狂言盗汗加见鬼——间使；③打仆伤损破伤风——痛处、承山。

九、马丹阳天星十二穴治杂病歌

本歌为马丹阳所撰。马丹阳为宋代人，精通针灸。此歌是根据其临床经验编成，所谓"天星"，主要是根据灵枢经"毫针上应七星"而来；另外，根据天有七星的意思，称为天星十二穴，也是说，这里所归纳的穴位是从七条经脉上选取出来的。

马丹阳天星十二穴治杂病歌

三里内庭穴，曲池合谷接，

委中配承山，太冲昆仑穴，

环跳与阳陵，通里并列缺。

合担用法担，合截用法截①，

三百六十穴，不出十二诀。

治病如神灵，浑如汤泼雪，

北斗降真机，金锁教开彻，

至人可传授，匪人莫浪说。

三里膝眼下，三寸两筋间。

能通心腹胀，善治胃中寒，

肠鸣并泄泻，腿肿膝胻酸，

伤寒羸瘦损，气蛊疾诸般。

年过三旬后，针灸眼更宽。

取穴当审的，八分三壮安。

内庭次趾外，本属足阳明。

---

① 担、截说法不一，有人说担是取两穴上下呼应，截是独取一穴；也有人说担是补法，截是泻法；也有人说以某经之两端取穴为担，从中取穴为截。

能治四肢厥，喜静恶闻声，

癫疹咽喉痛，数欠及牙疼，

疟疾不能食，针着便惺惺。

曲池拱手取，屈肘骨边求。

善治肘中痛，偏风手不收，

挽弓开不得，筋缓莫梳头，

喉闭促欲死，发热更无休，

偏身风癣癞，针著即时瘥。

合谷在虎口，两指歧骨间。

头疼并面肿，疟病热还寒，

齿龋鼻衄血，口噤不开言，

针入五分深，令人即便安。

委中曲䐐里，横纹脉中央。

腰痛不能举，沉沉引脊梁，

酸疼筋莫展，风痹复无常，

膝头难伸屈，针入即安康。

承山名鱼腹，腨肠分肉间。

善治腰疼痛，痔疾大便难，

脚气并膝肿，辗转战疼酸，

霍乱及转筋，穴中刺便安。

太冲足大趾，节后二寸中。

动脉知生死，能治惊痫风，

咽喉并心胀，两足不能行，

七疝偏坠肿，眼目似云矇，

亦能疗腰痛，针下有神功。

昆仑足外踝，跟骨上边寻。

转筋腰尻痛，暴喘满冲心，

举步行不得，一动即呻吟，

若欲求安乐，须于此穴针。

环跳在髀枢，侧卧屈足取。

折腰莫能顾，冷风并湿痹，

腿胯连腨痛，转侧重欷歔，

若人针灸后，顷刻病消除。

阳陵居膝下，外廉一寸中。

膝肿并麻木，冷痹及偏风，

举足不能起，坐卧似衰翁，

针入六分止，神功妙不同。

通里腕侧后，去腕一寸中。

欲言声不出，懊恼及怔忡，

实则四肢重，头腮面颊红，

虚则不能食，暴喑面无容，

毫针微微刺，方信有神功。

列缺腕侧上，次指手交叉。

善疗偏头患，遍身风痹麻，

痰涎频壅上，口噤不开牙，

若能明补泻，应手即如拿。

附:《马丹阳天星十二穴治杂病歌》辨证取穴小结

1. 头面五官咽喉疾患

①头疼、面肿——合谷；②偏头痛——列缺；③目疾——足三里；④眼目似云朦——太冲；⑤牙疼——内庭；⑥齿龋——合谷；⑦鼻衄血——合谷；⑧喉闭促欲死——曲池；⑨咽喉痛——内庭；⑩咽喉痛——太冲；⑪口噤不开——合谷；⑫痰涎频壅、口噤不开——列缺；⑬欲言声不出——通里；⑭头腮面颊红——通里；⑮暴喑——通里。

2. 胸腹疾患

①心腹胀——足三里；②心（胸）胀——太冲；③胃中寒——足三里；④不能食——通里；⑤气蛊疾诸——足三里；⑥脚气冲心之暴喘——昆仑。

3. 腰背、四肢疾患

①腰痛不能举——委中；②腰疼痛——承山；③腰痛——太冲；④转筋腰尻痛——昆仑；⑤折腰莫能顾——环跳；⑥风痹——委中；⑦冷风、湿痹——环跳；⑧腿胯连腨痛——环跳；⑨膝肿并麻木——阳陵泉；⑩冷痹及偏风——阳陵泉；⑪举足不能起——阳陵泉；⑫腿肿膝胻酸——足三里；⑬四肢厥——内庭；⑭肘中痛——曲池；⑮肘痛不

举——曲池;⑯偏风手不收——曲池;⑰膝难伸屈——委中;⑱脚气并膝肿——承山;⑲辗转疼酸，霍乱转筋——承山;⑳两足不能行——太冲。

4. 疝痔及大便疾患

①痔疾——承山;②七疝偏坠肿——太冲;③肠鸣泄泻——足三里。

5. 诸风伤寒及热病

①瘾疹——内庭;②伤寒——足三里;③疟疾不能食——内庭;④疟病热还寒——合谷;⑤发热无休——曲池;⑥偏身风癣癞——曲池;⑦惊痫风——太冲;⑧遍身风痹麻——列缺。

6. 诸劳虚损

①伤寒羸瘦损——足三里;②喜静恶闻声——内庭;③数欠——内庭;④懊恼、怔忡——通里。

第七章
针灸临床经验处方

　　本章介绍了谢锡亮先生在长期临床实践中总结的常见病针灸经验用方。这些基本方，反映了"澄江针灸"的学术特色,体现了谢老"精穴疏针,少穴多灸，辨证选穴，灵活机动"的治疗主张。

一、呼吸系统疾病

1. 急性气管炎

取穴：风门、肺俞、曲池、尺泽、鱼际。

治法：宜针，拔罐。

2. 慢性支气管炎

取穴：肺俞、足三里、尺泽、合谷。

治法：宜针灸并用（肺俞、足三里可长期施直接灸）。

3. 哮喘

取穴：大椎、肺俞、足三里。

治法：宜灸（可长期施直接灸，也可冬病夏治）。

4. 肺结核

取穴：膏肓、肺俞、足三里。

治法：宜灸。

二、消化系统疾病

1. 急性胃炎（恶心呕吐）

取穴：内关、中脘、足三里。

治法：宜针。

2. 慢性胃炎

取穴：胃俞、中脘、足三里。

治法：宜灸。

3. 胃痉挛

取穴：肝俞、脾俞、上脘、中脘、下脘、丘墟、足三里。

治法：宜针。

4. 腹痛

取穴：公孙、内关、足三里。

治法：宜针。

5. 消化不良

取穴：中脘、足三里。

治法：宜针。

6. 腹泻

取穴：合谷、曲池、大肠俞、天枢、足三里。

治法：宜针。

7. 便秘

取穴：大肠俞、上巨虚。

治法：宜灸。

8. 呃逆

取穴：膈俞、攒竹、鸠尾、上脘、内关、足三里、内庭。

治法：宜针。

三、循环系统疾病

1. 心绞痛

取穴：心俞、膻中、内关、郄门、曲泽、足三里。

治法：宜针。

2. 冠心病

取穴：神道、膻中、内关、足三里。

治法：宜灸。

四、代谢疾病

糖尿病

取穴：胰俞、下脘、太乙、滑肉门、足三里。

治法：宜灸。

五、运动、神经系统疾病

1. 头痛

取穴：（1）前头痛：太阳、上星、头维、风池、合谷。

（2）头顶痛：百会、合谷、太冲、申脉、阳陵泉。

（3）后头痛：风池、天柱、后顶、玉枕、后溪、
昆仑。

治法：宜针。

2. 眩晕

取穴：百会、曲池、率谷、合谷。

治法：宜针、宜灸百会。

3. 三叉神经痛

取穴：（1）上支：太阳、曲鬓、上关。

（2）中支：听会。

（3）下支：颊车、大迎。

远端取穴：合谷、列缺、太冲、足临泣、阳陵泉、丘墟、申脉、足三里。

治法：宜针。

4. 面神经麻痹

取穴：阳白、太阳、上关、听会、颊车、地仓、承浆、合谷、足三里、内庭。

治法：宜针，隔姜灸。

5. 肩周炎

取穴：天宗、曲垣、肩贞、肩髃、曲池、外关、后溪。

治法：宜针（或肩部阿是穴点刺、拔罐放血）。

6. 坐骨神经痛

取穴：次髎、秩边、环跳、风市、阳陵泉、绝骨、昆仑、丘墟、足三里、承扶、殷门、委中、承山。

治法：宜针（辨证取穴）。

7. 肋间神经痛

取穴：相应夹脊穴、胸部局部取穴、支沟、阳陵泉、风市。

治法：宜针。

8. 狂躁

取穴：风府、大椎、陶道、神门、大陵、足三里、太冲。

治法：宜针。

9. 抑郁

取穴：哑门、心俞、肝俞、膻中、风池、内关、神门、足三里、三阴交。

治法：宜针。

10. 休克

取穴：人中、百会、膻中、手足十二井穴。

治法：宜针，灸神阙。

11. 气厥

取穴：内关、膻中、足三里、太冲。

治法：宜针。

六、泌尿系统疾病

1. 慢性肾炎

取穴：大椎、肾俞、三阴交。

治法：宜灸。

2. 前列腺炎

取穴：肾俞、次髎、会阳、关元、中极、阴陵泉、三阴交。

治法：宜针。

3. 遗尿

取穴：百会、次髎、关元、阴陵泉、足三里。

治法：宜针。

4. 尿毒症

取穴：肾俞、次髎、关元、足三里。

治法：宜灸。

七、妇科疾病

1. 月经不调

取穴：次髎、归来、气海、三阴交。

治法：宜针。

2. 痛经

取穴：肾俞、次髎、归来、关元、阴陵泉、三阴交。

治法：宜针。

3. 功能性子宫出血

取穴：大敦、隐白、血海。

治法：宜针，宜灸。

4. 盆腔炎

取穴：次髎、天枢、气海、关元、子宫、足三里、阴陵泉、地机、三阴交。

治法：宜针，宜灸。

5. 乳腺炎

取穴：天宗、肩井、屋翳、膺窗、足三里。

治法：宜针，宜灸（炎症区隔蒜灸）。

八、儿科疾病

1. 发热

取穴：大椎、曲池、合谷。

治法：宜针。

2. 肺门淋巴结核

取穴：身柱、肺俞。

治法：宜灸。

3. 发育不良

取穴：大椎、身柱、关元。

治法：宜灸。

4. 消化不良

取穴：中脘、足三里、四缝。

治法：宜针。

九、传染性疾病

1. 乙型肝炎

取穴：肝俞、脾俞、足三里、阳陵泉。

治法：宜灸。

2. 疟疾

取穴：大椎、陶道。

治法：宜针。

3. 痢疾

取穴：天枢、大肠俞、足三里、曲池、合谷。

治法：宜针。

4. 艾滋病

取穴：大椎、肝俞、脾俞、肾俞、关元、足三里。

治法：宜灸。

十、五官疾病

1. 耳聋耳鸣

取穴：听会、翳风、外关、液门、风市。

治法：宜针。

2. 目翳

取穴：头临泣、攒竹、丝竹空、睛明、球后、四白、合谷、光明、养老、肝俞、肾俞。

治法：宜针。

3. 鼻炎

取穴：通天、上星、迎香、合谷。

治法：宜针。

4. 咽喉肿痛

取穴：天突、廉泉、少商、合谷、列缺、照海。

治法：宜针。

5. 牙龈肿痛

取穴：上关、下关、颊车、三间、合谷、足三里、内庭、太溪。

治法：宜针。

十一、皮肤病

1. 神经性皮炎

取穴：病灶处。

治法：用小艾炷星散直接灸。

2. 银屑病（俗称牛皮癣）

取穴：大椎。

治法：宜放血拔罐。

3. 多发性毛囊炎

取穴：脊柱两侧找红点。

治法：刺破出血。

4. 荨麻疹

取穴：曲池、合谷、血海、风门、风市。

治法：宜针。

5. 带状疱疹

取穴：皮损处。

治法：用小艾炷星散直接灸（后遗症参考肋间神经痛治疗）。

十二、血液病

再生障碍性贫血

取穴：大椎、膈俞、脾俞、中脘、足三里。

治法：宜灸。

总取穴原则：精穴疏针，少穴多灸，辨证选穴，灵活机动。

第八章
附　篇

附1：深刺风府经验介绍

风府穴，又名舌本（《甲乙经》）、鬼枕、鬼穴（《备急千金要方》）、曹溪（《普济本事方》）。该穴位于督脉经上，为督脉、阳维脉和膀胱经之会穴，能治头中百病，及颈项强痛，关节不利，四肢麻木，中风失语，半身不遂，瘰疬，癫证，狂证，痫证等多种难治疾病，值得重视。但是由于其解剖位置的深部为小脑延髓池，比起一般针灸界不敢针刺的哑门还要具有危险性，就限制了它的使用。笔者深为所惜，谨将本人深刺风府的经验披陈如下，供同道参考。

一、学刺经过

笔者早年在苏州中国针灸学研究社从针灸学家承淡安老师学习，每天上午门诊时经常深刺风府。承师用针非常讲究，只限28~30号针，深度规定2~2.5寸为最大限度，姿势方向要求严格，必须正坐，针向鼻尖。主治范围较广，举凡一切风证皆用风府。自那以来习以为常，不足为奇，更无恐惧之说。后来看到1956年7月及12月《中医杂志》田从豁、陈钟舜两位先后发表《论深刺风府》《再论深刺风府》两篇文章，介绍河北保定精神病院深刺风府之经验，于是引起进一步研究该穴的兴趣。但在此期间也读到针刺该穴不当会发生医疗事故伤及人命之报道，从此才提高警惕审慎从事。

　　1959 年我专程到保定精神病医院拜访深刺风府的专家胡大夫。出于同行之谊，我们一见如故，无所不谈。虽然星期日他不门诊，还是特地领我到医院为我表演手法，深刺 5 例病人，取穴是风府、大椎、陶道、无名（第 2 椎下）、身柱等穴。用的 3 寸针，粗得可怕，大约在 24~26 号之间。刺风府时姿势必须正坐；对重症病人要坐特重椅，还用宽皮带约束腰部及下肢，同时还有左、右、前三个助手帮助固定病人。针刺向鼻尖，不向眉间，手法利落、快速、熟练，不留针（其余穴留针）。针的效应明显，针到一定深度，有的抖动，有的尖叫，有的安静下来，病人很怕胡大夫，一见到他，就有些瑟缩畏惧之状。我当时也提心吊胆，目不暇接，边看边问要领。

　　这位胡大夫只有四十来岁，很虚心，让我给他讲经络腧穴。当晚我们共住一室，畅谈到深夜。他自己说自幼家贫，没有上过学，当时只有小学四年级水平，当长工出身，住在河北某农村，他的邻村有一位半农半医的老人，会深刺风府以治疗精神病，远近闻名。他就每每利用夏天午休时去学习，也时常帮老师干农杂活。在他的勤恳耐心的求教下，老师传给了他针法要领。

　　经过这次学习，我大开眼界，解放了思想：此后几年治疗重症精神病，均深刺风府达 2 寸多深，个别肥胖者是

3 寸以上，从没出过问题。综合数十年的学习与临床心得，也总结出一些体会。

二、针前要求

1. 作好各项准备

深刺风府，是十分严肃的医事，必须将一应用具和护理人员准备、安排妥当，应选环境清静、光线充足、温度适宜之场所；并尽量作好病人的思想工作，耐心安慰病人，向他们解说该法安全，疗效好，争取合作，及时反映情况。

2. 取穴姿势及方法

凡深刺风府，病人必须正坐，前面凭几，使有依靠，又须头正颈直，如立正姿势，下颏放松，使穴位暴露，显出陷凹。头过仰则穴位不显，头过低则肌肉紧张，医者必须加以调整，务以姿势自然、充分暴露穴位为原则。又，取风府穴前常要先取风池、哑门和脑户各穴，若病人清醒，可让其两肘分开，使与肩同宽，以取托颐姿势，这样定位，病人既能持久，又便于取穴和用针，而且使得取风府穴也自然准确，符合《标幽赋》"取五穴，用一穴而必端"之训。

如果病人狂躁，可以请助手帮忙，第一助手和病人正对面，用左手托住其下颏，右手扶持其头顶，勿使仰或伏；第二助手把持其左臂、左肩，并注意其左腿；第三助手把持其右臂、右肩，并注意其右腿。术者站在其身后，正直刺针。

如果病人昏迷或半身不遂、动作不便，取侧卧位或伏卧位也可以。但是更应掌握好深刺方向和深度，这种变通法最好勿过于深刺，约在 2~2.5 寸之间较为安全的范围内施针。如此虽无深刺效果好，但是可以由再刺而收到同样效果。

小儿易动，不易合作，更应注意姿势突变，发生事故；妇女、老人及消瘦者也宜慎重选取姿势，护理尤其宜周到。刺入宜浅，免出意外。

3. 针具选择及消毒

深刺风府于此尤须严格。宜用不锈钢新针，因其弹性大，韧性好，不易折断，针身直而光滑，不弯曲，针头锐利而不太尖，不带钩；粗细以 28~30 号为宜，长短以 2.5~3 寸（65mm 左右）为宜，据病人病情选择。弯曲之针，虽经修直也不可用，若带钩者则绝不能用。针具消毒应严格，以防止交叉感染为要。尤其深刺风府，接触脊髓，离颅腔较近，更需要有无菌观念才是。须指出的是，针具有用高压消毒者，此法会损害针的质量，反复高压处理后，针质变软，弹性减退，是其缺点，不宜用于针刺风府。

三、深刺技巧

1. 进针手法分三步

我用扶持刺入推进法，即，一切准备妥当及严格消毒后，术者右手持针柄，左手拇食二指夹持针尖上部，放在穴位上对准方向，双手同时轻巧用力将针尖刺入皮下 1~2 分深，稍停，然后对准耳垂或鼻尖，向前慢慢地小角度捻转推进。如有阻力，可以徐徐提插，找空隙前进，此时比较安全，可以放心。约进入 1 寸以后，将右手放松，观察针柄方向，这是第一步。至此如和原定方向一致，可以再向前用极小角度捻转刺入；到 2 寸左右，再松开右手看针柄方向，同时观察病人面色表情，此为第二步；稍停，情况正常再向前推进，但不加捻转，到 2.5 寸左右时稍停，这是第三步。此时已届危险区，要注意针下的感觉和病人反应。医者要针不离手，手不离针，凝神静气，手如握虎，如履薄冰，慎重从事！

2. 反复行抽刺术二三度

进针如上后，如果情况正常，可以缓慢向上抽出 2~3 分，再向下轻轻进针 2~3 分，如此反复 2~3 次，以加强刺激量，此即所谓"抽刺术"。千万不能乱捣乱捻，防止损伤脊髓和刺破血管，形成深部出血。这时医者要聚精会神，屏住气息，仍然针不离手，手不离针，细细体会针下感觉，并用部分眼光密切注意病人反应。倘若病人尖叫或抖动，或诉说针感沉重，就立即向外轻缓地抽出 2~5 分，停留在安全区内，稳定一会。如有必要，再轻轻抽刺一二下即可，虽无以上反应再出现，也不宜再多刺。

3. 出针手法分三步

将针留在安全区内，手不离针，稍停一会即可出针。由深部徐徐抽至 2 寸以下稍停，是为第一步，再抽至 1 寸以下，稍停，是为第二步。最后不加捻转，直拔而出，是为第三步。要达到病人不知不觉已经出针，才算到家。拔出针后，立即用棉球稍稍揉按压迫穴位，并轻轻转动几下病人头部，以缓和紧张情绪，揉按力量先由浅及深，再由深及浅，然后慢慢松开。最后让病人取坐位或卧位休息 20~30 分钟。重症每天 1 次，可以连刺 3 天，以后间日 1 次，或隔二三日 1 次，共计 8~10 次为 1 疗程，须休息 10~15 日，必要时再刺。总之深刺风府次数勿多，也可以配合其他穴位治疗。

4. 其他配穴

大椎、陶道、身柱等穴也有风府之效，然而却安全多了。刺这几个穴位，要让病人自然正坐，垂肩低头，肩头向前，两肩胛自然分开，胸椎棘突间隙扩大，充分暴露穴位。毫针以 3 寸 28 号为宜。刺法是从棘突上缘凹陷处以 45 度角扶持刺入皮下，稍停；再将针柄倒下呈 20~30 度角刺针，若遇到阻力，有坚韧感时是棘间韧带，稍加用力捻转、抽刺，即可通过，通过后会有空虚感，稍停；若不是刺到棘突韧带，针下是坚硬感，则是触到椎骨了，可以稍稍退出，另外换方向，找空处进针。有空虚感稍停后，接着对准正中线，斜向上方刺入椎管之中，一般成人刺入 2~2.5 寸，稍停；继而可行抽刺术 3~5 次，再将针退出 3 分左右，留针片刻也可。当抽刺时，病人会产生上下窜动发麻感觉，或向左右肩臂放散。总之，对着正中线，勿使偏差，再斜向上方即可。施术或留针后，要出针时，也分三步退出，按压片刻即可。这几个穴位，虽较安全，但也宜当心，切忌乱捣乱刺，以防损伤脊髓或内部出血。消毒也要严格，针具也要讲究。

四、几点注意

1. 针刺深度

应以确保安全为上策，以治疗疾病为要务，古人有"从来风府最难针，却用功夫度浅深"之说，可见该穴历来针灸家是慎于下手。因其位于后头部正中线上，深部有延髓，万一刺中，有立即毙命之虞！近数十年来医学杂志报道误刺风府发生死亡事故已很多，医者不可不慎。所以虽说可以刺 3 寸深，但具体临床应视体态胖瘦、年龄大小、有无受针经验等采取相应深度。即针刺深浅和刺激量，以"以知为度，不知再加"的原则，加至极限为止。一般都选取 2.5~3 寸长毫针，刺至最后切忌完全没入体内，而应让针体外留 3 分多一些。若选用 3 寸长针，不一定都刺进去，实际进针可以 3 寸不到。

2. 针刺时医者与患者的感觉

针刺风府的反应要渐渐探索，勿求速，欲速则不达，宜循序渐进，由浅入深，经几次针刺试探下来，就有几分把握了。医者手下的感觉：初进针时皮肤较厚，有阻力感；刺过皮下，即感松快；达到深部，有时是空虚感，有时会碰到颈椎，此时稍退针，或向左、或向右、或向下，换个方向，但不可偏上，偏上虽感空疏，也不可冒进，其内里为生命延髓之所在，不可不慎。患者的反应，大致是刺入第一层（1寸左右）时可以随意行针，达到一般穴位的感传作用；针至第二层（2寸左右）时宜小心行针，可以获得沉重感或向上肢扩散的感觉；刺入第三层（2.5寸左右）即深部时，需小心抽刺，病人会有抖动、尖叫或某一肢体暂时瘫痪的反应。一般来说，反应大，效果较好，但是反应大，危险性也就大。犹如探险，越险越奇。但是作为治病，不必过于冒险，还是以保命为第一，留得病人生命才有治愈疾病、解脱痛苦之可能。否则，只知治病贪功，不知保命，是鲁莽行为，乃医者之大忌。所以施行手法应适可而止，虽无强烈反应也要停止，隐性感传同样也有疗效，不必强求针感。另外，在进入第三层抽刺时，可使针尖向左稍偏，一则较为安全，二则针感可扩散至左上肢，这是前人经验，而笔者体验诚然如此！如果出现某一肢体动作失灵，不必惊慌，休息数日即可恢复。

3. 针刺方向

为防止刺入枕骨大孔，触及延髓有生命之虞，深刺风府就特别强调病人体位和针刺方向。被刺者一定要头正颈直，肌肉放松，针向耳垂或鼻尖，平刺，这样比较安全。如果过度仰面或针向眉间，最易进入枕骨大孔了，危及生命中枢，其祸不堪设想。针尖到达深部时，偏左刺较方便，也安全，如前已述；偏右刺也可以，但不顺手。总之，在达到一定深度时，术者要如临深渊，如履薄冰，小心翼翼，掌握好方向，千万不可大意。

五、治验举略

我个人深刺风府大体可分为三个阶段，初学时只是小心翼翼，遵照师传，不敢深刺，当然比起一般针灸医生还是深得多，1956 至 1966 年这十年间，正当壮年，气盛之时，无所畏惧，出于好奇心和追求速效，逐渐加深深度。如 1958 年在山西运城医院刺治重症精神病多例，对身体壮实的病人针刺已超过 3 寸。"文革"以后，随着年岁增加，见到事故报道已多，胆子也就小了。现在真正感觉到医生临证越多就越怕，年岁越老就越懦。我现在虽然还深刺风府，但却考虑得比较多了，刺得也比较浅了。只是有几十年的经验，深深体会到深刺风府效果确实好，所以还是不断将此特技传授给学生们。深刺风府并不神秘，只要切实掌握技术，是可以深刺的。写到这里，回忆起几例医案，供大家参考。

牛某之妻，河南省原阳县人，20多岁。性格执拗，不开朗，1957年夏因家庭小事闷闷不乐而发癫症，默默不欲见人，躲在屋角，日夜喃喃独语不休，不思饮食，对周围事物无反应，面色无华，体质较瘦，脉象细数，舌淡苔白便秘。系新发病，又拒绝服药，只好针灸治疗。笔者与牛为孩童之交，当时在原阳中医进修班任教，每天出诊，在其丈夫的帮助下，强迫针刺风府以清脑宁神，深度每达2.5寸以上，有3寸之多。配穴为膻中、内关、太冲等以平肝理气，间日1次，经治7~8次后，病情渐见好转，以至恢复正常。现在牛已去世，其妻健在，仍忙于家务和农业劳动。回忆当时针刺手法较重，深度较深，而且是在一间狭小黑暗的茅屋中施术，不禁有些后怕。

薛某，女，25岁，太原某饭店炊事员。1958年秋因受刺激，患精神分裂症，狂躁不安，语无伦次，妄见妄听，入精神病院治疗月余未见好转，蓬头垢面，撕衣扯被，不进饮食，面色白，表情滞呆，问之不答，答也非所问，二便不多，日夜不眠，体质尚佳。由其母护理，趁其姿势所便，勉强针刺风府2.7寸，配穴取太溪、太冲，以清脑醒神。次日复诊，症状无改变，仍治疗如前，针治历时40分钟，当晚入睡3小时。又次日第三诊，取穴同前，再加刺足三里，下午排大便 1 次，晚上饮水一大杯。从此间日针 1 次，渐见向愈。共针治 9 次，深刺风府 8 次，休养月余而恢复健康。此后数年，某次我在其饭店与其邂逅，见其一如常人，她也喜出望外，感谢医治之情。

六、医疗事故

我见过一位西医卫校教师刺死一例精神病患者。那是 1959 年的事，有一二十多岁的农家妇女，患精神分裂症已数月，常在城中大街乱窜，蓬头垢面，不知羞耻，语无伦次，喋喋不休。适逢我刚由河北保定精神病院参观归来，在县医院传达见闻及深刺风府的操作技术。其中有一中专毕业的西医大夫兼任初级卫校的教师，听讲之后，好奇地让卫校学生收来该患者，在四人扶持下，取站立姿势强迫深刺风府。如此两次，病情有好转，患者主动要求治疗。当时术者很高兴，以为深刺无妨。第三次下针后，病人站立不稳，面色苍白，呼吸困难，医者见有异常改变，立即注射强心针，进行人工呼吸，抢救多时无效死亡。此事虽非我亲手操作，但是由我传授而发生的医疗事故，至今想来不胜内疚！

风府、哑门、脑户、风池、睛明、廉泉、天突、鸠尾等，这些穴位都很重要，能治很多大病。然因其部位离主要器官较近，有一定的风险，一般不多使用，即便使用，也是刺得很浅，不及分寸，达不到治疗效果，贻误病情，这是很可惜的。因此不揣浅陋，专门介绍深刺风府的技巧。仅供参考。

（谢锡亮）

附2：澄江学派创始人承淡安先生的针灸学术思想及治学方法

谢锡亮

承淡安（1899—1957）是近现代杰出的针灸教育学家。先生祖籍江阴，幼承家传针灸医学，长随名医瞿简庄先生游，尽得其传。又赴沪上，研习西医，贯通中西医学。1934年秋，东渡扶桑，遍历三岛，考察针灸。于1929年在苏州望亭创办中国针灸学研究社，设函授部，收实习生，盛极一时。后来，为了扩大业务，在无锡创立我国第一所针灸专门学校，培养许多人才，函授学员海内外达万人之多。首创《针灸杂志》，先后发行57期。抗战期间，辗转四川重庆、成都、德阳等地，办传习班，先后收实习生及入门弟子亦逾千人。1950年在苏州恢复中国针灸学研究社工作，一生著作及译著20多种。1954年应聘出任南京中医进修学校（南京中医药大学前身）校长。先生一生，志在复兴针灸绝学，以弘扬针灸为己任，为继承发扬祖国针灸医学作出了巨大贡献。今就先生的学术思想及治学方法仅就管见所知简述如下。

一、学术思想

先生壮年之时，正值军阀混战，争权夺利，国家多事之秋。日寇侵华野心日益暴露，虎视眈眈，时有爆发战争之危险。内忧外患，天灾人祸，民不聊生，贫病交加，我中华民族被外人辱为"东亚病夫"。先生素抱忧国忧民之心，秉承家传医术之所长，以为谋求救国救民之道莫如医药，医药之便莫如针灸。先生自幼读经史子集，及长拜名中医为师，深知祖国医学哲理深奥，治法渊博，学医必从基础做起，所以先生主张欲通中医，学习针灸，必先学习中医最基本的知识：阴阳、五行、经络、腧穴、藏象、营卫气血、精神津液、四诊八纲、辨证施治，是为针灸医生必备的条件，尤其对《伤寒论》更加推崇。历年办讲习所、专门学校、研究社带徒无不首先讲授。随着时代发展，新医学在我国逐渐普及，先生又专程赴上海学习西医，从而深知其长。特别是生理学、解剖学对针灸医生尤为重要。现代检验方法及医技手段对帮助诊断疾病，实属必要。"以中医为主，西为我用，衷中参西"是先生的一贯主张。这一主张，是针灸界最先之倡导者。先生常谆谆教导学生："只要有医学基础，不论中医西医，要学针灸非常容易，一席之谈，即得要领。"鼓励先学基础，然后学针灸就容易了。

先生认为，针灸医学有四大内容：即针科学、灸科学、经穴学、治疗学，必须掌握这四门知识才能解决问题。几十年来，用此法教学，循序渐进，没有不成功的，再进一步深入研究针灸医学就要学习经典著作了。

先生认为："全部中医基础理论体系，都是针灸的理论基础，应该学习研究。若就其中与针灸更为密切相关而为针灸界所必须首先学习研究的则为经络学说。"

经络学说内容复杂，是一个难题。但针灸医生必须全面掌握。前人所说"不懂脏腑经络，开口动手便错"，先生笃信之，对经络学说深信不疑。几十年来，一直是为教学之重点，也是学习经穴的秘诀。先生说："不讲经络，穴道就杂乱无章了。"他在日本考察时，发现古本《十四经发挥》，欣喜若狂，立即点校发行。先生十分重视经络学说，多次发表提倡经络学说的文章。以为虽然现代科学尚未证实经络的实质，但临床上确有感传现象，有医疗效果。所以先生暂把经络比作"如声如光"。过后虽无迹象可寻，但确有物质基础。特别在晚年，更加确定经络确实存在，大声疾呼，针灸医生必须重视经络研究。

二、治学方法

先生治学严谨，认为针灸之术是不用药而治病的方法，关键在于手技。犹如书法家一样，同是一支笔，写出来的字，技巧笔神各异。因此，针灸家必须练针。"练针先练气"，气即一种无形的功力，要先学会养气，养气之法，必先学会意守丹田，将一身之气收入丹田，用时运到臂、腕、手指。以医生之气，通过针具调整病人之气，以达到阴阳平衡之目的。

练针方法很简便，利用一切可用的机会，用拇指、食指、中指持针，如握毛笔状在粗纸或布团上做提、插、捻、转的动作，反复练习，自然会熟练，此谓之"指力"。有了功底，再做轻、重、疾、徐的动作，反复练习，自然轻巧自如，此谓之"活力"。临床应用时，以丹田之气，运用指力、活力，三者融为一体，针随心使，随心所欲，进行或补或泻之法，以达治病之目的，这样病人就会少受痛苦，疗效也高。先生早年对练针方法就极为重视，曾有《运针不痛心法要诀》之作。

针灸歌诀是前贤集经验之精华编成的韵语，易懂易记。先生认为针灸内容非常丰富，必须熟读歌诀，才能牢记，才能执简驭繁，才能应用于临床。在学习经络穴位时，必先读十四经穴分寸歌，要求学生必须达到滚瓜烂熟的程度。每提一经，能从头到尾很流利地背诵出来；每问一穴的部位或取法，就能用一句歌词答出来；每提一穴名，就知道属于何经，是否什么要穴。达到这三条要求后，再反复在人体划经点穴，切实掌握全身经络穴位，了如指掌；有此基本功，临床上应用经穴时就会左右逢源，运用自如了。

临床实践要先读治疗歌诀，它是前贤经验，编为诗词韵语，言简意赅，文实并茂。如《行针指要歌》《百症赋》《杂病穴歌》《标幽赋》《马丹阳十二诀》等。也要选择几篇熟读，在配方选穴时，就能脱口而出，有所依据了。

灸法虽然操作简单，也要反复练习才能熟练。先生在教学中特别强调，学生上临床时必实习各种灸法，必须达到操作熟练、运用自如的程度。

先生认为：《千金方》上所说"针而不灸，灸而不针，皆非良医也"是非常正确的。所以在他的著作中，特别重视灸法，而且用的方法很多：直接灸、隔姜灸、温针灸、艾卷灸、温筒灸、加药灸等，因病而施。先生晚年更重视灸法，虽在病中仍不停研究、写作。1957 年 7 月 10 日先生逝世后，在其遗物中发现一本小日记簿，封面上写着：想到就写，看到就写。日期是 1957 年 3 月 3 日开始，其中一条"灸的效力比针强"，特别推崇灸法。先生还系统地编写了灸法，可惜现在仅留有一部《灸法残稿》。

先生非常重视手法和针具，一生不断研究改革针具，讲究粗细长短，各适其宜。对针尖、针体、针根、针柄都要研究，尽量完善，便于使用，减少痛苦。尤其讲究"精简疏针"。所谓"精简疏针"，不是简单地少取几个穴的问题，它的内涵是很深刻的。如同用兵，兵贵精而不在多，关键在一个"精"字。要达到"精"亦非易事。先生要求学生，必须对中医学有过硬的理论、熟练的基本功，才能做到配穴中肯，抓住关键，精简疏针。每用一穴，是循经取穴、局部取穴、特效穴，还是循经治疗、隔经治疗，或是子午流注、灵龟八法等，必须联系各项基本功，按经络、脏腑、阴阳、五行辨证、治则，讲出方义，决不能妄用一穴、妄刺一针。

准确取穴，是针灸医生的基本功之一。前人有"取三经用一经而可正，取五穴用一穴而必端"的名言，也是先生教学的原则。在划经点穴时，一丝不苟，必定亲自示范，分经点划，然后让学生互相点划，亲自指导。毕业时总考，绝对认真，不及格不发证书，不承认是承门学生。这种认真负责的精神，实属难能可贵，令人折服。

先生提倡一经诊断清楚，就要考虑选择最佳治疗方法。可针则针，应灸则灸，不宜针灸者则用药物。先生认为：《千金方》上说的"针灸而不药，药而不针灸，尤非良医也"是至理名言。一个好医生一定要针、灸、药三者兼备，才堪称上工。先生用药多宗《伤寒》《金匮》使用经方，也重验方、单方。总之，以仁慈为怀，救人为本，惜物为念，选择最佳方案，恒念物力维艰，能省就省，病人可悯，贫病免费。认真选择针具，精制艾绒，尽量做到让病人少受苦，多治病，才是医生的本意。从先生所著《中国针灸》中，就可看出先生用针、用灸、用药的奥妙。先生常说："用针不在多少，用药不在贵贱，以中病为主，过犹不及，恰到好处，才是医生的技巧。开大方用贵药，多针滥灸，吾不为也。"

先生一生，勇于改革创新，在毫针、三棱针上下过很多功夫。早在20世纪30年代，就使用电针、电灸，企图改进针灸之术。对艾卷、温灸器进行过深入研究，创制念盈药条及新式温灸筒。20世纪50年代初，推广日本赤羽幸兵卫氏法——知热感度测定法和皮内针法，善于吸收外来文化，同时翻译日本针灸医书多种。最后又创制了揿针、角针等。

先生是近现代针灸界的泰斗，一生致力于针灸事业，鞠躬尽瘁，成绩斐然，著作等身。本文所述先生的学术思想和治学方法仅是片段而已。

三、后人敬仰

近几年来，国内外十几家报纸、杂志发表了纪念承先生的文章，先生还被载入了《世界名人辞典》。

1989年9月，领导部门委托江苏省中医学会，在他的故乡江阴市（澄江）召开了"纪念承淡安先生90诞辰暨国际针灸学术会议"。参加的有中医界的领导、江苏省卫生厅、南京中医学院及有关部门的代表，有医史学家耿鉴庭，在《健康报》上还发表了文章；中国针灸学会副会长、世界针联主席王雪苔当场赋诗赞扬；有全国各地亲授学生和再传弟子一百余人，还有来自美国、英国等国及中国台湾、中国香港等地方的学者和其家属。会上印发了一巨册《纪念承淡安先生90诞辰暨国际针灸学术会议论文集》，并举行了汉白玉雕像揭幕式。一尊安放在江阴市中医院，一尊安放在南京中医学院，同时宣布他的学术思想为"澄江学派"，是一次很隆重的纪念盛会。1999年由中国针灸学会召开了纪念先生诞辰100周年大会。2011年10月29日，由江苏省中医药管理局、《中国针灸》杂志社、江阴市人民政府、南京中医药大学在江苏南京共同举办了"澄江针灸学派"首届学术研讨会。同年，台湾《自然疗法》杂志以专辑发表了会议内容向海内外传播。

现在江阴市和湖南中医药大学均设有陈列馆，特将先生的功绩一一展出，供人参观。他的学生很多，仅知有上海陈大中、张晟星，苏州戚淦，南京邱茂良、杨长森、萧少卿、盛灿若、李铷，北京杨甲三、赵尔康、程莘农，河南邵经明，泉州留章杰，重庆戴念芳，广西颜幼斋，香港谢永光，山西谢锡亮等，都在继承师志，为弘扬针灸事业而奋斗。

先生的夫人姜怀琳医师及其后代仍在苏州市大石头巷牛车弄六号故居居住，他的子婿梅焕慈先生不断整理先生遗著，他的女儿承为奋继承家学，是当代针灸名家。经常有国内的学者和国外中医界、针灸界知名人士前来访问，缅怀这位伟大的针灸导师。

（注：谢锡亮 1951—1953 年师从承淡安先生）

附 3：经典、名著、名医论针灸

针所不为，灸之所宜。
阴阳皆虚，火自当之。

——《黄帝内经·灵枢·官能》

火气已通，血脉乃行。

——《黄帝内经·灵枢·刺节真邪》

陷下则灸之。

——《黄帝内经·灵枢·经脉》

（五藏之腧）灸之则可，刺之则不可。气盛则泻之，虚则补之。

——《黄帝内经·灵枢·背腧》

形乐志苦，病生于脉，治之以灸刺。

——《黄帝内经·素问·血气形志篇》

以通其经，神气乃平。

——《黄帝内经·素向·调经论》

投一寸之针，布一丸之艾，于血脉之蹊，笃病有瘳。

——东汉·王充《论衡·顺鼓》

夫人之真气，乃一身之主宰，真气壮则人强，真气虚则人病，真气脱则人死。

保命之法，灼艾第一，丹药第二，附子第三。

——宋·窦材《扁鹊心书》

夫针须师乃行，其灸凡人便施。

——晋·陈延之《小品方》

医之治病用灸，如做饭需薪。

凡药之不及，针之不到，必须灸之。

凡寒热虚实皆可灸之。

——明·李梃《医学入门》

火有拔山之力。

若病欲除其根，则一灸胜于药力多矣。

灸法去病之功，难以枚举。凡虚实寒热，轻重远近，无往不宜。

若年深痼疾，非药力所能除，必借火力攻拔之。

若能用心求得灸之，无疾不愈矣。

——明·龚居中《外科百效全书》《红炉点雪》

伟哉艾灸之力，诚非其他药石所能及。

——承淡安　1927年《医案选介》

俾我国数千年独特之医术得标扬于世界，岂个人之私幸也哉！

——承淡安《增订中国针灸治疗学自序》1933 年 5 月

将针灸医学利溥寰宇，化国医为世界医。

——承淡安《针灸杂志》1933 年 10 月创刊号

针灸之功效，既广且捷，针灸之施用，亦便亦廉，易于普及，宜于贫病，允为利民之国粹，实有推广之必要。

——承淡安《中国针灸学》1955 年 8 月

灸的效力比针效持久而强。

——承淡安（1957 年养病期间日记）

附 4：十四经穴位定位

为了方便读者记忆十四经分寸歌诀，现把十四经穴位定位附录如下。因为分寸歌中许多词句来源于古籍中的定位描述，故以《针灸甲乙经》为主辑录了古代文献中的定位，便于加深理解，帮助记忆。

一、手太阴肺经穴位定位

1. 中府：在胸外侧部，云门下 1 寸，平第一肋间隙处，距前正中线 6 寸。《针灸甲乙经》：云门下一寸，乳上三肋间陷者中，动脉应手，仰而取之。

2. 云门：在胸外侧部，肩胛骨喙突上方，锁骨下窝凹陷处，距前正中线 6 寸。《针灸甲乙经》：在巨骨下，气户两傍各二寸陷者中，动脉应手。

3. 天府：在臂内侧面，肱二头肌桡侧缘，腋前纹头下 3 寸处。《针灸甲乙经》：在腋下三寸，臂臑内廉动脉中。

4. 侠白：在臂内侧面，肱二头肌桡侧缘，腋前纹头下 4 寸，或肘横纹上 5 寸处。《针灸甲乙经》：在天府下，去肘五寸。

5. 尺泽：在肘横纹中，肱二头肌腱桡侧凹陷处。《针灸甲乙经》：在肘中横纹上动脉。

6. 孔最：在前臂掌面桡侧，当尺泽与太渊连线上，腕横纹上 7 寸处。《针灸甲乙经》：去腕七寸。

7. 列缺：在前臂桡侧缘，桡骨茎突上方，腕横纹上 1.5 寸，当肱桡肌与拇长展肌腱之间。简便取穴：两手虎口自然平直交叉，一手食指按在另一手桡骨茎突上，指尖下凹陷中是穴。《针灸甲乙经》：去腕上一寸五分。

8. 经渠：在前臂掌面桡侧，桡骨茎突与桡动脉之间凹陷处，腕横纹上 1 寸。《针灸甲乙经》：寸口陷者中。

9. 太渊：在腕掌侧横纹桡侧，桡动脉搏动处。《针灸甲乙经》：掌后陷者中。

10. 鱼际：在手拇指本节（第 1 掌指关节）后凹陷处，约当第 1 掌骨中点桡侧，赤白肉际处。《针灸甲乙经》：手大指本节后内侧散脉中。

11. 少商：在手拇指末节桡侧，距指甲角 0.1 寸。《针灸甲乙经》：手大指端内侧，去爪甲角如韭叶。

二、手阳明大肠经穴位定位

1. 商阳：在手食指末节桡侧，距指甲角 0.1 寸。《针灸甲乙经》：在手大指次指内侧，去爪甲角如韭叶。

2. 二间：微握拳，当手食指本节（第 2 掌指关节）前桡侧凹陷中。《针灸甲乙经》：手大指次指本节前内侧陷者中。

3. 三间：微握拳，在手食指本节（第 2 掌指关节）后，桡侧凹陷处。《针灸甲乙经》：手大指次指本节后内侧陷者中。

4. 合谷：在手背，第 1、2 掌骨间，当第 2 掌骨桡侧的中点处。简便取穴：以一手的拇指指骨关节横纹，放在另一手拇、食指之间的指蹼缘上，当拇指尖下是穴。《针灸甲乙经》：手大指次指歧骨间。

5. 阳溪：在腕背横纹桡侧，手拇指向上翘时，当拇短伸肌腱与拇长伸肌腱之间的凹陷中。《针灸甲乙经》：在腕中上侧两筋间陷者中。

6. 偏历：屈肘，在前臂背面桡侧，当阳溪与曲池连线上，腕横纹上 3 寸处。《针灸甲乙经》：腕后三寸。

7. 温溜：屈肘，在前臂背面桡侧，当阳溪与曲池连线上，腕横纹上5寸处。《针灸甲乙经》:腕后,少士五寸,大士六寸。

8. 下廉:在前臂背面桡侧,当阳溪与曲池连线上,肘横纹下4寸处。《针灸甲乙经》:辅骨下去上廉一寸。

9. 上廉:在前臂背面桡侧,当阳溪与曲池连线上,肘横纹下3寸处。《针灸甲乙经》:在三里下一寸。

10. 手三里:在前臂背面桡侧,当阳溪与曲池连线上,肘横纹下2寸处。《针灸甲乙经》:曲池下二寸。

11. 曲池:在肘横纹外侧端,屈肘,当尺泽与肱骨外上髁连线中点。《针灸甲乙经》:在肘外辅骨肘骨之中……以手按胸取之。

12. 肘髎:在臂外侧,屈肘,曲池上方1寸,当肱骨边缘处。《针灸甲乙经》:肘大骨外廉陷者中。

13. 手五里:在臂外侧,当曲池与肩髃连线上,曲池上3寸处。《针灸甲乙经》:在肘上三寸,行向里大脉中央。

14. 臂臑:在臂外侧,三角肌止点处,当曲池与肩髃连线上,曲池上七寸处。《针灸甲乙经》:在肘上七寸,腘肉端。

15. 肩髃:在臂外侧,三角肌上,臂外展,或向前平伸时,当肩峰前下方向凹陷处。《针灸甲乙经》:在肩端两骨间。

16. 巨骨:在肩上部,当锁骨肩峰端与肩胛冈之间凹陷处。《针灸甲乙经》:在肩端上行两叉骨间陷者中。

17. 天鼎:在颈外侧部,胸锁乳突肌后缘,当结喉旁,扶突与缺盆连线中点。《针灸甲乙经》:在缺盆上,直扶突,气舍后一寸五分。

18. 扶突：在颈外侧部，结喉旁，当胸锁乳突肌前、后缘之间。《针灸甲乙经》：在人迎后一寸五分。

19. 口禾髎：在上唇部，鼻孔外缘直下，平水沟穴。《针灸甲乙经》：在直鼻孔下，侠水沟傍五分。

20. 迎香：在鼻翼外缘中点旁，当鼻唇沟中间。《针灸甲乙经》：在禾髎上，鼻孔旁。

三、足阳明胃经穴位定位

1. 承泣：在面部，瞳孔直下，当眼球与眶下缘之间。《针灸甲乙经》：在目下七分，直目瞳子。

2. 四白：在面部，瞳孔直下，当眶下孔凹陷处。《针灸甲乙经》：在目下一寸。

3. 巨髎：在面部，瞳孔直下，平鼻翼下缘处，当鼻唇沟外侧。《针灸甲乙经》：侠鼻孔傍八分，直瞳子。

4. 地仓：在面部，口角外侧，上直对瞳孔。《针灸甲乙经》：侠口傍四分。

5. 大迎：在下颌角前方，咬肌附着部前缘，当面动脉搏动处。《针灸甲乙经》：曲颊前一寸三分，骨陷者中动脉。

6. 颊车：在面颊部，下颌角前上方约1横指，当咀嚼时咬肌隆起，按之凹陷处。《针灸甲乙经》：在耳下曲颊端陷者中，开口有孔。

7. 下关：在面部耳前方，当颧弓与下颌切迹所形成的凹陷中。《针灸甲乙经》：在客主人下，耳前动脉下空下廉，合口有孔，张口即闭。

8. 头维：在头侧部，当额角发际上 0.5 寸，头正中线旁 4.5 寸。《针灸甲乙经》：在额角发际侠本神两旁，各一寸五分。

9. 人迎：在颈部，喉结旁 1.5 寸处，当胸锁乳突肌的前缘，颈总动脉搏动处。《针灸甲乙经》：在颈大脉动应手，侠结喉。

10. 水突：在颈部，胸锁乳突肌的前缘，当人迎与气舍连线的中点。《针灸甲乙经》：在颈大筋前，直人迎下，气舍上。

11. 气舍：在颈部，当锁骨内侧端的上缘，胸锁乳突肌的胸骨头与锁骨头之间。《针灸甲乙经》：在颈，直人迎下，侠天突陷者中。

12. 缺盆：在锁骨上窝中央，距前正中线 4 寸。《针灸甲乙经》：在肩上横骨陷者中。

13. 气户：在胸部，当锁骨中点下缘，距前正中线 4 寸。《针灸甲乙经》：在巨骨下输府两傍各二寸陷者中。

14. 库房：在胸部，当第 1 肋间隙，距前正中线 4 寸。《针灸甲乙经》：在气户下一寸六分陷者中。

15. 屋翳：在胸部，当第 2 肋间隙，距前正中线 4 寸。《针灸甲乙经》：在库房下一寸六分。

16. 膺窗：在胸部，当第 3 肋间隙，距前正中线 4 寸。《针灸甲乙经》：在屋翳下一寸六分。

17. 乳中：在胸部，当第 4 肋间隙，乳头中央，距前正中线 4 寸。

18. 乳根：在胸部，当乳头直下，乳房根部，当第 5 肋间隙，距前正中线 4 寸。《针灸甲乙经》：在乳下一寸六分陷者中。

19. 不容：在上腹部，当脐中上 6 寸，距前正中线 2 寸。《针灸甲乙经》：在幽门傍各一寸五分。

20. 承满：在上腹部，当脐中上 5 寸，距前正中线 2 寸。《针灸甲乙经》：在不容下一寸。

21. 梁门：在上腹部，当脐中上 4 寸，距前正中线 2 寸。《针灸甲乙经》：在承满下一寸。

22. 关门：在上腹部，当脐中上 3 寸，距前正中线 2 寸。《针灸甲乙经》：在梁门下，太乙上。

23. 太乙：在上腹部，当脐中上 2 寸，距前正中线 2 寸。《针灸甲乙经》：在关门下一寸。

24. 滑肉门：在上腹部，当脐中上 1 寸，距前正中线 2 寸。《针灸甲乙经》：在太乙下一寸。

25. 天枢：在腹中部，平脐中，距脐中 2 寸。《针灸甲乙经》：去肓俞一寸五分，侠脐两旁各二寸陷者中。

26. 外陵：在下腹部，当脐中下 1 寸，距前正中线 2 寸。《针灸甲乙经》：在天枢下，大巨上。

27. 大巨：在下腹部，当脐中下 2 寸，距前正中线 2 寸。

28. 水道：在下腹部，当脐中下 3 寸，距前正中线 2 寸。

29. 归来：在下腹部，当脐中下 4 寸，距前正中线 2 寸。

30. 气冲：在腹股沟稍上方，当脐中下 5 寸，距前正中线 2 寸。《针灸甲乙经》：在归来下，鼠鼷上一寸，动脉应手。

31. 髀关：在大腿前面，当髂前上棘与髌底外侧端的连线上，平臀横纹。《针灸甲乙经》：在膝上伏兔后，交分中。

32. 伏兔：在大腿前面，当髂前上棘与髌底外侧端的连线上，髌底上 6 寸。《针灸甲乙经》：在膝上六寸，起肉间。

33. 阴市：在大腿前面，当髂前上棘与髌底外侧端的连线上，髌底上 3 寸。《针灸甲乙经》：在膝上三寸，伏兔下，若拜而取之。

34. 梁丘：屈膝，大腿前面，当髂前上棘与髌底外侧端的连线上，髌底上 2 寸。《针灸甲乙经》：在膝上二寸两筋间。

35. 犊鼻：屈膝，在膝部，髌骨与髌韧带外侧凹陷中。《针灸甲乙经》：在膝髌下胻上，侠解大筋中。

36. 足三里：在小腿前外侧，当犊鼻下 3 寸，距胫骨前缘一横指。《针灸甲乙经》：在膝下三寸，胻外廉。

37. 上巨虚：在小腿前外侧，当犊鼻下6寸，距胫骨前缘一横指。《针灸甲乙经》：在三里下三寸。

38. 条口：在小腿前外侧，当犊鼻下8寸，距胫骨前缘一横指。《针灸甲乙经》：在下廉上一寸。

39. 下巨虚：在小腿前外侧，当犊鼻下9寸，距胫骨前缘一横指。《针灸甲乙经》：在上廉下三寸。

40. 丰隆：在小腿前外侧，当外踝尖上8寸，条口外，距胫骨前缘二横指。《针灸甲乙经》：在外踝上八寸，下廉胻外廉陷者中。

41. 解溪：在足背与小腿交界处的横纹中央凹陷处，当踇长伸肌腱与趾长伸肌腱之间。《针灸甲乙经》：在冲阳后一寸五分，腕上陷者中。

42. 冲阳：在足背最高处，当踇长伸肌腱和趾长伸肌腱之间，足背动脉搏动处。《针灸甲乙经》：在足跗上五寸，骨间动脉上，去陷谷三寸。

43. 陷谷：在足背，当第2、3跖骨结合部后方凹陷处。《针灸甲乙经》：在足大指次指外间，本节后陷者中，去内庭二寸。

44. 内庭：在足背当第2、3趾缝间的纹头处。《针灸甲乙经》：在足大指次指外间陷者中。

45. 厉兑：在足第2趾末节外侧，距趾甲角0.1寸。《针灸甲乙经》：在足大指次指之端，去爪甲角如韭叶。

四、足太阴脾经穴位定位

1. 隐白：在足大趾末节内侧，距趾甲角 0.1 寸。《针灸甲乙经》：在足大指端内侧，去爪甲角如韭叶。

2. 大都：在足内侧缘，当足大趾本节（第 1 跖趾关节）前下方赤白肉际凹陷处。《针灸甲乙经》：在足大指本节后陷者中。

3. 太白：在足内侧缘，当足大趾本节（第 1 跖趾关节）后下方赤白肉际凹陷处。《针灸甲乙经》：在足内侧核骨下陷者中。

4. 公孙：在足内侧缘，当第一跖骨基底部的前下方。《针灸甲乙经》：在足大指本节后一寸。

5. 商丘：在足内踝前下方凹陷中，当舟骨结节与内踝尖连线的中点处。《针灸甲乙经》：在足内踝下微前陷者中。

6. 三阴交：在小腿内侧，当足内踝尖上 3 寸，胫骨内侧缘后方。《针灸甲乙经》：在内踝上三寸，骨下陷者中。

7. 漏谷：在小腿内侧，当内踝尖与阴陵泉的连线上，距内踝尖 6 寸，胫骨内侧缘后方。《针灸甲乙经》：在内踝上六寸，骨下陷者中。

8. 地机：在小腿内侧，当内踝尖与阴陵泉的连线上，阴陵泉下 3 寸。《针灸甲乙经》：在膝下五寸。

9. 阴陵泉：在小腿内侧，当胫骨内侧踝后下方凹陷处。《针灸甲乙经》：在膝下内侧辅骨下陷者中，伸足乃得之。

10. 血海：屈膝，在大腿内侧，髌底内侧端上 2 寸，当股四头肌内侧头的隆起处。简便取穴法：患者屈膝，医者以左手掌心按于患者右膝髌骨上缘，二至五指向上伸直，拇指约呈 45 度斜置，拇指尖下是穴。对侧取法仿此。《针灸甲乙经》：在膝膑上内廉白肉际二寸中。

11. 箕门：在大腿内侧，当血海与冲门连线上，血海上 6 寸。《针灸甲乙经》：在鱼腹上越两筋间，动脉应手。

12. 冲门：在腹股沟外侧，距耻骨联合上缘中点 3.5 寸，当髂外动脉搏动处的外侧。《针灸甲乙经》：上去大横五寸，在府舍下横骨两端，约纹中动脉。

13. 府舍：在下腹部，当脐中下 4 寸，冲门上方 0.7 寸，距前正中线 4 寸。《针灸甲乙经》：在腹结下三寸。

14. 腹结：大横下 1.3 寸，距前正中线 4 寸。《针灸甲乙经》：在大横下一寸三分。

15. 大横：在腹中部，与脐平，距脐中 4 寸。《针灸甲乙经》：在腹哀下三寸，直脐旁。

16. 腹哀：在上腹部，当脐中上 3 寸，距前正中线 4 寸。《针灸甲乙经》：在日月下一寸五分。

17. 食窦：在胸外侧部，当第 5 肋间隙，距前正中线 6 寸。《针灸甲乙经》：在天溪下一寸六分陷者中。

18. 天溪：在胸外侧部，当第 4 肋间隙，距前正中线 6 寸。《针灸甲乙经》：在胸乡下一寸六分陷者中。

19. 胸乡：在胸外侧部，当第3肋间隙，距前正中线6寸。《针灸甲乙经》：在周荣下一寸六分陷者中。

20. 周荣：在胸外侧部，当第2肋间隙，距前正中线6寸。《针灸甲乙经》：在中府中下一寸六分陷者中。

21. 大包：在侧胸部，腋中线上，当第6肋间隙处。《针灸甲乙经》：在渊腋下三寸。

五、手少阴心经穴位定位

1. 极泉：在腋窝顶点，腋动脉搏动处。《针灸甲乙经》：在腋下筋间动脉入胸中。

2. 青灵：在臂内侧，当极泉与少海的连线上，肘横纹上3寸，肱二头肌的内侧沟中。《针灸甲乙经》：在肘上三寸，伸肘举臂取之。

3. 少海：屈肘，当肘横纹内侧端与肱骨内上髁连线的中点处。《针灸甲乙经》：在肘内廉节后陷者中，动脉应手。

4. 灵道：在前臂掌侧，当尺侧腕屈肌腱的桡侧缘，腕横纹上1.5寸。《针灸甲乙经》：在掌后一寸五分。

5. 通里：在前臂掌侧，当尺侧腕屈肌腱的桡侧缘，腕横纹上1寸。《针灸甲乙经》：在腕后一寸。

6. 阴郄：在前臂掌侧，当尺侧腕屈肌腱的桡侧缘，腕横纹上0.5寸。《针灸甲乙经》：在掌后脉中，去腕五分。

7. 神门：在腕部，腕横纹上，尺侧腕屈肌腱的桡侧凹陷处。《针灸甲乙经》：在掌后兑骨之端陷者中。

8. 少府：在手掌面，第4、5掌骨之间，握拳时，当小指尖处。《针灸甲乙经》：在小指本节后陷者中，直劳宫。

9. 少冲：在小指末节桡侧，距指甲角0.1寸。《针灸甲乙经》：在手小指内廉之端，去爪甲角如韭叶。

六、手太阳小肠经穴位定位

1. 少泽：在小指末节尺侧，距指甲角0.1寸。《针灸甲乙经》：在手小指之端，去爪甲下一分陷者中。

2. 前谷：在手掌尺侧，微握拳，当小指本节（第5指掌关节）前的掌指横纹头赤白肉际。《针灸甲乙经》：在手小指外侧，本节前陷者中。

3. 后溪：在手掌尺侧，微握拳，当小指本节（第5指掌关节）后的远侧掌横纹头赤白肉际。《针灸甲乙经》：在手小指外侧，本节后陷者中。

4. 腕骨：在手掌尺侧，当第5掌骨基底与钩骨之间的凹陷处，赤白肉际。《针灸甲乙经》：在手外侧腕前，起骨下陷者中。

5. 阳谷：在手腕尺侧，当尺骨茎突与三角骨之间的凹陷处。《针灸甲乙经》：在手外侧腕中，兑骨下陷者中。

6. 养老：在前臂背面尺侧，当尺骨小头近端桡侧凹缘中。《针灸甲乙经》：在手踝骨上一空，腕后一寸陷者中。

7. 支正：在前臂背面尺侧，当阳谷与小海的连线上，腕背横纹上5寸。《针灸甲乙经》：在腕后五寸。

8. 小海：在肘内侧，当尺骨鹰嘴与肱骨内上髁之间凹陷处。《针灸甲乙经》：在肘内大骨外，去肘端五分陷者中，屈肘乃得之。

9. 肩贞：在肩关节后下方，臂内收时，腋后纹头上1寸。《针灸甲乙经》：在肩曲胛下，两骨解间，肩髃后陷者中。

10. 臑俞：在肩部，当腋后纹头直上，肩胛冈下缘凹陷中。《针灸甲乙经》：在肩臑后大骨下胛上廉陷者中。

11. 天宗：在肩胛部，当冈下窝中央凹陷处，与第4胸椎相平。《针灸甲乙经》：在秉风后大骨下陷者中。

12. 秉风：在肩胛部，冈上窝中央，天宗直上，举臂有凹陷处。《针灸甲乙经》：侠天髎，在外肩上小髃骨后，举臂有空。

13. 曲垣：在肩胛部，冈上窝内侧端，当臑俞与第2胸椎棘突连线的中点处。《针灸甲乙经》：在肩中央曲胛陷者中，按之动脉应手。

14. 肩外俞：在背部，当第1胸椎棘突下，旁开3寸。《针灸甲乙经》：在肩胛上廉，去脊三寸陷者中。

15. 肩中俞：在背部，当第7颈椎棘突下，旁开2寸。《针灸甲乙经》：在肩胛内廉，去脊二寸陷者中。

16. 天窗：在颈外侧部，胸锁乳突肌的后缘，扶突后，与喉结相平。《针灸甲乙经》：在曲颊下，扶突后，动脉应手陷者中。

17. 天容：在颈外侧部，当下颌角的后方，胸锁乳突肌的前缘凹陷中。《针灸甲乙经》：在耳下曲颊后。

18. 颧髎：在面部，当目外眦直下，颧骨下缘凹陷处。《针灸甲乙经》：在面鸠骨下廉，陷者中。

19. 听宫：在面部，耳屏前，下颌骨髁状突的后方，张口时呈凹陷处。《针灸甲乙经》：在耳中如珠子大，明如赤小豆。

七、足太阳膀胱经穴位定位

1. 睛明：在面部，目内眦角稍上方凹陷处。《针灸甲乙经》：在目内眦外。

2. 攒竹：在面部，当眉头陷中，眶上切迹处。《针灸甲乙经》：在眉头陷者中。

3. 眉冲：在头部，当攒竹直上入发际 0.5 寸，神庭与曲差连线之间。

4. 曲差：在头部，当前发际正中直上 0.5 寸，旁开 1.5 寸，即神庭与头维连线的内 1/3 与中 1/3 交点。《针灸甲乙经》：侠神庭两旁各一寸五分，在发际。

5. 五处：在头部，当前发际正中直上 1 寸，旁开 1.5 寸。《针灸甲乙经》：在督脉旁，去上星一寸五分。

6. 承光:在头部,当前发际正中直上2.5寸,旁开1.5寸。

7. 通天:在头部,当前发际正中直上4寸,旁开1.5寸。《针灸甲乙经》:在承光后一寸五分。

8. 络却:在头部,当前发际正中直上5.5寸,旁开1.5寸。《针灸甲乙经》:在通天后一寸五分。

9. 玉枕:在后头部,当后发际正中直上2.5寸,旁开1.3寸平枕外隆凸上缘的凹陷处。《针灸甲乙经》:在络却后七分,侠脑户傍一寸三分,起肉枕骨入发际三寸。

10. 天柱:在项部大筋(斜方肌)外缘之后发际凹陷中,约当后发际正中旁开1.3寸。《针灸甲乙经》:在侠项后发际,大筋外廉陷者中。

11. 大杼:在背部,当第1胸椎棘突下,旁开1.5寸。《针灸甲乙经》:在项第一椎下,两傍各一寸五分陷者中。

12. 风门:在背部,当第2胸椎棘突下,旁开1.5寸。《针灸甲乙经》:在第二椎下,两傍各一寸五分。

13. 肺俞:在背部,当第3胸椎棘突下,旁开1.5寸。《针灸甲乙经》:在第三椎下,两傍各一寸五分。

14. 厥阴俞:在背部,当第4胸椎棘突下,旁开1.5寸。

15. 心俞:在背部,当第5胸椎棘突下,旁开1.5寸。《针灸甲乙经》:在第五椎下,两傍各一寸五分。

16. 督俞:在背部,当第6胸椎棘突下,旁开1.5寸。

17. 膈俞:在背部,当第7胸椎棘突下,旁开1.5寸。《针灸甲乙经》: 在第七椎下，两傍各一寸五分。

18. 肝俞: 在背部，当第 9 胸椎棘突下，旁开 1.5 寸。《针灸甲乙经》: 在第九椎下，两傍各一寸五分。

19. 胆俞: 在背部，当第 10 胸椎棘突下，旁开 1.5 寸。《针灸甲乙经》: 在第十椎下，两傍各一寸五分。

20. 脾俞: 在背部，当第 11 胸椎棘突下，旁开 1.5 寸。《针灸甲乙经》: 在第十一椎下，两傍各一寸五分。

21. 胃俞: 在背部，当第 12 胸椎棘突下，旁开 1.5 寸。《针灸甲乙经》: 在第十二椎下，两傍各一寸五分。

22. 三焦俞: 在腰部，当第 1 腰椎棘突下，旁开 1.5 寸。《针灸甲乙经》: 在第十三椎下，两傍各一寸五分。

23. 肾俞: 在腰部，当第 2 腰椎棘突下，旁开 1.5 寸。《针灸甲乙经》: 在第十四椎下，两傍各一寸五分。

24. 气海俞: 在腰部，当第 3 腰椎棘突下，旁开 1.5 寸。

25. 大肠俞: 在腰部，当第 4 腰椎棘突下，旁开 1.5 寸。《针灸甲乙经》: 在第十六椎下，两傍各一寸五分。

26. 关元俞: 在腰部，当第 5 腰椎棘突下，旁开 1.5 寸。

27. 小肠俞: 在骶部，当骶正中嵴旁 1.5 寸，平第 1 骶后孔。《针灸甲乙经》: 在第十八椎下，两傍各一寸五分。

28. 膀胱俞: 在骶部，当骶正中嵴旁 1.5 寸，平第 2 骶后孔。《针灸甲乙经》: 在第十九椎下，两傍各一寸五分。

29. 中膂俞: 在骶部，当骶正中嵴旁 1.5 寸，平第 3 骶后孔。《针灸甲乙经》：在第二十椎下，两傍各一寸五分。

30. 白环俞：在骶部，当骶正中嵴旁 1.5 寸，平第 4 骶后孔。《针灸甲乙经》：在第二十一椎下，两傍各一寸五分。

31. 上髎：在骶部，当髂后上棘与中线之间，适对第 1 骶后孔处。《针灸甲乙经》：在第一空，腰髁下一寸，侠脊陷者中。

32. 次髎：在骶部，当髂后上棘内下方，适对第 2 骶后孔处。《针灸甲乙经》：在第二空，侠脊陷者中。

33. 中髎：在骶部，当次髎下内方，适对第 3 骶后孔处。《针灸甲乙经》：在第三空，侠脊陷者中。

34. 下髎：在骶部，当中髎下内方，适对第 4 骶后孔处。《针灸甲乙经》：在第四空，侠脊陷者中。

35. 会阳：在骶部，尾骨端旁开 0.5 寸。《针灸甲乙经》：在阴尾骨两旁。

36. 承扶：在大腿后面，臀下横纹的中点。

37. 殷门：在大腿后面，当承扶与委中的连线上，承扶下 6 寸。《针灸甲乙经》：在肉郄（承扶的别名）下六寸。

38. 浮郄：在腘横纹外侧端，委阳上 1 寸，股二头肌腱的内侧。《针灸甲乙经》：在委阳上一寸，屈膝得之。

39. 委阳：在腘横纹外侧端，当股二头肌腱的内侧。《针灸甲乙经》：出于腘中外廉两筋间。

40. 委中：在腘横纹中点，当股二头肌腱与半腱肌肌腱的中间。《针灸甲乙经》：在腘中央约纹中动脉。

41. 附分：在背部，当第 2 胸椎棘突下，旁开 3 寸。《针灸甲乙经》：在第二椎下，附项内廉，两傍各三寸。

42. 魄户：在背部，当第 3 胸椎棘突下，旁开 3 寸。《针灸甲乙经》：在第三椎下两傍，各三寸。

43. 膏肓：在背部，当第 4 胸椎棘突下，旁开 3 寸。

44. 神堂：在背部，当第 5 胸椎棘突下，旁开 3 寸。《针灸甲乙经》：在第五椎下，两傍各三寸陷者中。

45. 譩譆：在背部，当第 6 胸椎棘突下，旁开 3 寸。《针灸甲乙经》：在肩膊内廉，侠第六椎下，两傍各三寸，以手痛按之，病者言譩譆，是穴。

46. 膈关：在背部，当第 7 胸椎棘突下，旁开 3 寸。《针灸甲乙经》：在第七椎下，两傍各三寸陷者中。

47. 魂门：在背部，当第 9 胸椎棘突下，旁开 3 寸。《针灸甲乙经》：在第九椎下，两傍各三寸陷者中。

48. 阳纲：在背部，当第 10 胸椎棘突下，旁开 3 寸。《针灸甲乙经》：在第十椎下，两傍各三寸陷者中。

49. 意舍：在背部，当第 11 胸椎棘突下，旁开 3 寸。《针灸甲乙经》：在第十一椎下，两傍各三寸陷者中。

50. 胃仓：在背部，当第 12 胸椎棘突下，旁开 3 寸。《针灸甲乙经》：在第十二椎下，两傍各三寸陷者中。

51. 肓门：在腰部，当第 1 腰椎棘突下，旁开 3 寸。《针灸甲乙经》:在第十三椎下,两傍各三寸。

52. 志室:在腰部,当第 2 腰椎棘突下,旁开 3 寸。《针灸甲乙经》:在第十四椎下,两傍各三寸陷者中。

53. 胞肓:在臀部,平第 2 骶后孔,骶正中嵴旁开 3 寸。《针灸甲乙经》:在第十九椎下,两傍各三寸陷者中。

54. 秩边:在臀部,平第 4 骶后孔,骶正中嵴旁开 3 寸。《针灸甲乙经》:在第二十一椎下,两傍各三寸陷者中。

55. 合阳:在小腿后面,当委中与承山的连线上,委中下 2 寸。《针灸甲乙经》:在膝约纹中央下二寸。

56. 承筋:在小腿后面,当委中与承山的连线上,腓肠肌肌腹中央,委中下 5 寸。《针灸甲乙经》:在腨肠中央陷者中。

57. 承山:在小腿后面正中,委中与昆仑之间,当伸直小腿或足跟上提时腓肠肌肌腹下出现尖角凹陷处。《针灸甲乙经》:在兑腨肠下分肉间陷者中。

58. 飞扬:在小腿后面,外踝后,昆仑直上七寸,承山穴外下方 1 寸处。《针灸甲乙经》:在足外踝上七寸。

59. 跗阳:在小腿后面,外踝后,昆仑穴直上 3 寸。《针灸甲乙经》:在足外踝上三寸,太阳前,少阳后,筋骨间。

60. 昆仑:在足部外踝后方,当外踝尖与跟腱之间的凹陷处。《针灸甲乙经》:在足外踝后,跟骨上陷中,细脉动应手。

61. 仆参:在足外侧部,外踝后下方,昆仑直下,跟骨外侧，赤白肉际处。《针灸甲乙经》：在跟骨下陷者中，拱足得之。

62. 申脉：在足外侧部，外踝直下方凹陷中。《针灸甲乙经》：在足外踝下陷者中，容爪甲许。

63. 金门：在足外侧部，当外踝前缘直下，骰骨下缘处。《针灸甲乙经》：在足外踝下。

64. 京骨：在足外侧部，第5跖骨粗隆下方，赤白肉际处。《针灸甲乙经》：在足外侧大骨下，赤白肉际陷者中，按而得之。

65. 束骨：在足外侧，足小趾本节（第5跖趾关节）的后方，赤白肉际处。《针灸甲乙经》：在足小指外侧，本节后陷者中。

66. 足通谷：在足外侧，足小趾本节（第5跖趾关节）的前方，赤白肉际处。《针灸甲乙经》：在足小指外侧，本节前陷者中。

67. 至阴：在足小趾末节外侧，距趾甲角0.1寸。《针灸甲乙经》：在足小指外侧，去爪甲角如韭叶。

八、足少阴肾经穴位定位

1. 涌泉：在足底部，卷足时足前部凹陷处，约当第2、3趾趾缝纹头端与足跟连线的前1/3与后2/3交点上。《针灸甲乙经》：在足心陷者中，屈足卷指宛宛中。

2. 然谷：在足内侧缘，足舟骨粗隆下方，赤白肉际。《针灸甲乙经》：在足内踝前，起大骨下陷者中。

3. 太溪：在足内侧，内踝后方，当内踝尖与跟腱之间的凹陷处。《针灸甲乙经》：在足内踝后跟骨上，动脉陷者中。

4. 大钟：在足内侧，内踝下方，当跟腱附着部的内侧前方凹陷处。《针灸甲乙经》：在足跟后冲中。

5. 水泉：在足内侧，内踝后下方，当太溪直下1寸，跟骨结节的内侧凹陷处。《针灸甲乙经》：去太溪下一寸，在足内踝下。

6. 照海：在足内侧，内踝尖下方凹陷处。《针灸甲乙经》：在足内踝下一寸。

7. 复溜：在小腿内侧，太溪直上2寸，跟腱的前方。《针灸甲乙经》：在足内踝上二寸陷者中。

8. 交信：在小腿内侧，当太溪直上2寸，复溜前0.5寸，胫骨内侧缘的后方。《针灸甲乙经》：在足内踝上二寸，少阴前，太阴后，筋骨间。

9. 筑宾：在小腿内侧，当太溪与阴谷的连线上，太溪上5寸，腓肠肌肌腹的内下方。《针灸甲乙经》：在足内踝上腨分中。

10. 阴谷：在腘窝内侧，屈膝时，当半腱肌肌腱与半膜肌肌腱之间。《针灸甲乙经》：在膝下内辅骨后，大筋之下，小筋之上，按之应手，屈膝得之。

11. 横骨：在下腹部，当脐中下 5 寸，前正中线旁开 0.5 寸。《针灸甲乙经》：在大赫下一寸。

12. 大赫：在下腹部，当脐中下 4 寸，前正中线旁开 0.5 寸。《针灸甲乙经》：在气穴下一寸。

13. 气穴：在下腹部，当脐中下 3 寸，前正中线旁开 0.5 寸。《针灸甲乙经》：在四满下一寸。

14. 四满：在下腹部，当脐中下 2 寸，前正中线旁开 0.5 寸。《针灸甲乙经》：在中注下一寸。

15. 中注：在下腹部，当脐中下 1 寸，前正中线旁开 0.5 寸。《针灸甲乙经》：在肓俞下五分。

16. 肓俞：在腹中部，当脐中旁开 0.5 寸。《针灸甲乙经》：在商曲下一寸，直脐傍五分。

17. 商曲：在上腹部，当脐中上 2 寸，前正中线旁开 0.5 寸。《针灸甲乙经》：在石关下一寸。

18. 石关：在上腹部，当脐中上 3 寸，前正中线旁开 0.5 寸。《针灸甲乙经》：在阴都下一寸。

19. 阴都：在上腹部，当脐中上 4 寸，前正中线旁开 0.5 寸。《针灸甲乙经》：在通谷下一寸。

20. 腹通谷：在上腹部，当脐中上 5 寸，前正中线旁开 0.5 寸。《针灸甲乙经》：在幽门下一寸陷者中。

21. 幽门：在上腹部，当脐中上 6 寸，前正中线旁开 0.5 寸。《针灸甲乙经》：在巨阙两傍各五分陷者中。

22. 步廊:在胸部,当第 5 肋间隙,前正中线旁开 2 寸。《针灸甲乙经》:在神封下一寸六分陷者中。

23. 神封:在胸部,当第 4 肋间隙,前正中线旁开 2 寸。《针灸甲乙经》:在灵墟下一寸六分陷者中。

24. 灵墟:在胸部,当第 3 肋间隙,前正中线旁开 2 寸。《针灸甲乙经》:在神藏下一寸六分陷者中。

25. 神藏:在胸部,当第 2 肋间隙,前正中线旁开 2 寸。《针灸甲乙经》:在彧中下一寸六分陷者中。

26. 彧中:在胸部,当第 1 肋间隙,前正中线旁开 2 寸。《针灸甲乙经》:在俞府下一寸六分陷者中。

27. 俞府:在胸部,当锁骨下缘,前正中线旁开 2 寸。《针灸甲乙经》:在巨骨下,去璇玑傍各二寸陷者中。

九、手厥阴心包经穴位定位

1. 天池:在胸部,当第 4 肋间隙,乳头外 1 寸,前正中线旁开 5 寸。《针灸甲乙经》:在乳后一寸,腋下三寸。

2. 天泉:在臂内侧,当腋前纹头下 2 寸,肱二头肌的长、短头之间。《针灸甲乙经》:在曲腋下,去臂二寸,举臂取之。

3. 曲泽:在肘横纹中,当肱二头肌腱的尺侧缘。《针灸甲乙经》:在肘内廉下陷者中,屈肘得之。

4. 郄门:在前臂掌侧,当曲泽与大陵的连线上,腕横纹上 5 寸。《针灸甲乙经》:去腕五寸。

5. 间使：在前臂掌侧，当曲泽与大陵的连线上，腕横纹上 3 寸，掌长肌腱与桡侧腕屈肌腱之间。《针灸甲乙经》：在掌后三寸，两筋间陷者中。

6. 内关：在前臂掌侧，当曲泽与大陵的连线上，腕横纹上 2 寸，掌长肌腱与桡侧腕屈肌腱之间。《针灸甲乙经》：在掌后去腕二寸。

7. 大陵：在腕掌横纹的中点处，当掌长肌腱与桡侧腕屈肌腱之间。《针灸甲乙经》：在掌后两筋间陷者中。

8. 劳宫：在手掌心，当第 2、3 掌骨之间偏于第 3 掌骨，握拳屈指的中指尖处。《针灸甲乙经》：在掌中央动脉中。

9. 中冲：在手中指末节尖端中央。《针灸甲乙经》：在手中指之端，去爪甲如韭叶陷者中。

十、手少阳三焦经穴位定位

1. 关冲：在手环指末节尺侧，距指甲角 0.1 寸。《针灸甲乙经》：在手小指次指之端，去爪甲角如韭叶。

2. 液门：在手背部，当第 4、5 指间，指蹼缘后方赤白肉际处。《针灸甲乙经》：在小指次指间陷者中。

3. 中渚：在手背部，当环指本节（掌指关节）的后方，第 4、5 掌骨间凹陷处。《针灸甲乙经》：在手小指次指本节后间陷者中。

4. 阳池：在腕背横纹中，当指总伸肌腱的尺侧缘凹陷处。《针灸甲乙经》: 在手表腕上陷者中。

5. 外关: 在前臂背侧, 当阳池与肘尖的连线上, 腕背横纹上 2 寸, 尺骨与桡骨之间。《针灸甲乙经》: 在腕后二寸陷者中。

6. 支沟: 在前臂背侧, 当阳池与肘尖的连线上, 腕背横纹上 3 寸, 尺骨与桡骨之间。《针灸甲乙经》: 在腕后三寸两骨之间陷者中。

7. 会宗: 在前臂背侧, 当腕背横纹上 3 寸, 支沟尺侧, 尺骨的桡侧缘。《针灸甲乙经》: 在腕后三寸空中。

8. 三阳络: 在前臂背侧, 腕背横纹上 4 寸, 尺骨与桡骨之间。《针灸甲乙经》: 在臂上大交脉, 支沟上一寸。

9. 四渎: 在前臂背侧, 当阳池与肘尖的连线上, 肘尖下 5 寸, 尺骨与桡骨之间。《针灸甲乙经》: 在肘前五寸, 外廉陷者中。

10. 天井: 在臂外侧, 屈肘时, 当肘尖直上 1 寸凹陷处。《针灸甲乙经》: 在肘外大骨之后, 两筋间陷者中, 屈肘得之。

11. 清冷渊: 在臂外侧, 屈肘时, 当肘尖直上 2 寸, 即天井上 1 寸。《针灸甲乙经》: 在肘上一寸, 伸肘举臂取之。

12. 消泺: 在臂外侧, 当清冷渊与臑会连线中点处。《针灸甲乙经》: 在肩下臂外, 开腋斜肘分下胻。

13. 臑会: 在臂外侧, 当肘尖与肩髎的连线上, 肩髎下 3 寸, 三角肌的后下缘。《针灸甲乙经》: 在臂前廉, 去肩头三寸。

14. 肩髎：在肩部，肩髃后方，当臂外展时，于肩峰后下方呈现凹陷处。《针灸甲乙经》：在肩端臑上，斜举臂取之。

15. 天髎：在肩胛部，肩井与曲垣的中间，当肩胛骨上角处。《针灸甲乙经》：在肩缺盆中上，毖骨之间陷者中。

16. 天牖：在颈侧部，当乳突的后下方，平下颌角，胸锁乳突肌的后缘。《针灸甲乙经》：在颈筋间，缺盆上，天容后，天柱前，完骨下，发际上。

17. 翳风：在耳垂后方，当乳突与下颌角之间的凹陷处。《针灸甲乙经》：在耳后陷者中，按之引耳中。

18. 瘈脉：在头部，耳后乳突中央，当角孙与翳风之间，沿耳轮连线的中、下 1/3 的交点处。《针灸甲乙经》：在耳本后鸡足青络脉。

19. 颅息：在头部，当角孙与翳风之间，沿耳轮连线的上、中 1/3 的交点处。《针灸甲乙经》：在耳后间青络脉。

20. 角孙：在头部，折耳廓向前，当耳尖直上入发际处。《针灸甲乙经》：在耳廓中间上，开口有孔。

21. 耳门：在面部，当耳屏上切迹的前方，下颌骨髁状突后缘，张口有凹陷处。《针灸甲乙经》：在耳前起肉当耳缺者。

22. 耳和髎：在头侧部，当鬓发后缘，平耳廓根之前方，颞浅动脉的后缘。《针灸甲乙经》：在耳前兑发下横动脉。

23. 丝竹空：在面部，当眉梢凹陷处。《针灸甲乙经》：在眉后陷者中。

十一、足少阳胆经穴位定位

1. 瞳子髎：在面部，目外眦旁，当眶外侧缘处。《针灸甲乙经》：在目外去眦五分。

2. 听会：在面部，当耳屏间切迹的前方，下颌骨髁突的后缘，张口有凹陷处。《针灸甲乙经》：在耳前陷者中，张口得之，动脉应手。

3. 上关：在耳前，下关直上，当颧弓的上缘凹陷处。《针灸甲乙经》：在耳前上廉起骨端，开口有孔。

4. 颔厌：在头部鬓发上，当头维与曲鬓弧形连线的上1/4与下3/4交点处。《针灸甲乙经》：在曲周颞颥上廉。

5. 悬颅：在头部鬓发上，当头维与曲鬓弧形连线的中点处。《针灸甲乙经》：在曲周颞颥中。

6. 悬厘：在头部鬓发上，当头维与曲鬓弧形连线的上3/4与下1/4交点处。《针灸甲乙经》：在曲周颞颥下廉。

7. 曲鬓：在头部，当耳前鬓角发际后缘的垂线与耳尖水平线交点处。《针灸甲乙经》：在耳上入发际，曲隅陷者中，鼓颔有空。

8. 率谷：在头部，当耳尖直上入发际1.5寸，角孙直上方。《针灸甲乙经》：在耳上入发际一寸五分。

9. 天冲：在头部，当耳根后缘直上入发际 2 寸，率谷后 0.5 寸。《针灸甲乙经》：在耳上如前三分。

10. 浮白：在头部，当耳后乳突的后上方，天冲与完骨的弧形连线的中 1/3 与上 1/3 交点处。《针灸甲乙经》：在耳后入发际一寸。

11. 头窍阴：在头部，当耳后乳突的后上方，天冲与完骨的弧形连线的中 1/3 与下 1/3 交点处。《针灸甲乙经》：在完骨上，枕骨下，摇动应手。

12. 完骨：在头部，当耳后乳突的后下方凹陷处。《针灸甲乙经》：在耳后，入发际四分。

13. 本神：在头部，当前发际上 0.5 寸，神庭旁开 3 寸，神庭与头维连线的内 2/3 与外 1/3 交点处。《针灸甲乙经》：在曲差两傍各一寸五分，在发际。

14. 阳白：在前额部，当瞳孔直上，眉上 1 寸。《针灸甲乙经》：在眉上一寸直瞳子。

15. 头临泣：在头部，当瞳孔直上入前发际 0.5 寸，神庭与头维连线的中点处。《针灸甲乙经》：当目上眦直入发际五分陷者中。

16. 目窗：在头部，当前发际上 1.5 寸，头正中线旁开 2.25 寸。《针灸甲乙经》：在临泣后一寸。

17. 正营：在头部，当前发际上 2.5 寸，头正中线旁开 2.25 寸。《针灸甲乙经》：在目窗后一寸。

18. 承灵：在头部，当前发际上4寸，头正中线旁开2.25寸。《针灸甲乙经》：在正营后一寸五分。

19. 脑空：在头部，当枕外隆凸的上缘外侧，头正中线旁开2.25寸，平脑户。《针灸甲乙经》：在承灵后一寸五分，侠玉枕骨下陷者中。

20. 风池：在项部，当枕骨之下，与风府相平，胸锁乳突肌与斜方肌上端之间的凹陷处。《针灸甲乙经》：在颞颥后发际陷者中。

21. 肩井：在肩上，前直乳中，当大椎与肩峰端连线的中点上。《针灸甲乙经》：在肩上陷者中，缺盆上，大骨前。

22. 渊腋：在侧胸部，举臂，当腋中线上，腋下3寸，第4肋间隙中。《针灸甲乙经》：在腋下三寸宛宛中，举臂取之。

23. 辄筋：在侧胸部，渊腋前1寸，平乳头，第4肋间隙中。《针灸甲乙经》：在腋下三寸，复前行一寸，著胁。

24. 日月：在上腹部，当乳头直下，第7肋间隙，前正中线旁开4寸。《针灸甲乙经》：在期门下一寸五分。

25. 京门：在侧腰部，章门后1.8寸，当12肋骨游离端的下方。《针灸甲乙经》：在监骨下腰中挟脊，季胁下一寸八分。

26. 带脉：在侧腹部，章门下1.8寸，当第11肋骨游离端下方垂线与脐水平线的交点上。《针灸甲乙经》：在季胁下一寸八分。

27. 五枢：在侧腹部，当髂前上棘的前方，横平脐下 3 寸处。《针灸甲乙经》：在带脉下三寸。

28. 维道：在侧腹部，当髂前上棘的前下方，五枢前下 0.5 寸。《针灸甲乙经》：在章门下五寸三分。

29. 居髎：在髋部，当髂前上棘与股骨大转子最凸点连线的中点处。《针灸甲乙经》：在章门下八寸三分，监骨上陷者中。

30. 环跳：在股外侧部，侧卧屈股，当股骨大转子最凸点与骶管裂孔连线的外三分之一与中三分之一交点处。《针灸甲乙经》：在髀枢中，侧卧伸下足，屈上足取之。

31. 风市：在大腿外侧部的中线上，当腘横纹上 7 寸。或直立垂手时，中指尖处。

32. 中渎：在大腿外侧，当风市下 2 寸，或腘横纹上 5 寸，股外肌与股二头肌之间。《针灸甲乙经》：在髀骨外，膝上五寸，分肉间陷者中。

33. 膝阳关：在膝外侧，当股骨外上髁上方的凹陷处。《针灸甲乙经》：在阳陵泉上三寸，犊鼻外陷者中。

34. 阳陵泉：在小腿外侧，当腓骨小头前下方凹陷处。《针灸甲乙经》：在膝下一寸，䯒外廉陷者中。

35. 阳交：在小腿外侧，当外踝尖上 7 寸，腓骨后缘。《针灸甲乙经》：在外踝上七寸，斜属三阳分肉间。

36. 外丘：在小腿外侧，当外踝尖上 7 寸，腓骨前缘，平阳交。《针灸甲乙经》：在外踝上七寸。

37. 光明：在小腿外侧，当外踝尖上 5 寸，腓骨前缘。《针灸甲乙经》：在足外踝上五寸。

38. 阳辅：在小腿外侧，当外踝尖上 4 寸，腓骨前缘稍前方。《针灸甲乙经》：在足外踝上四寸，辅骨前，绝骨端，如前三分，去丘墟七寸。

39. 悬钟：在小腿外侧，当外踝尖上 3 寸，腓骨前缘。《针灸甲乙经》：在足外踝上三寸，动者脉中。

40. 丘墟：在外踝的前下方，当趾长伸肌腱的外侧凹陷处。《针灸甲乙经》：在足外踝下如前陷者中，去临泣三寸。

41. 足临泣：在足背外侧，当足 4 趾本节（第 4 跖趾关节）的后方，小趾伸肌腱的外侧凹陷处。《针灸甲乙经》：在足小指次指本节后间陷者中，去侠溪一寸五分。

42. 地五会：在足背外侧，当足 4 趾本节（第 4 跖趾关节）的后方，第 4、5 跖骨之间，小趾伸肌腱的内侧缘。《针灸甲乙经》：在足小指次指本节后间陷者中。

43. 侠溪：在足背外侧，当第 4、5 趾间，趾蹼缘后方赤白肉际处。《针灸甲乙经》：在足小指次指歧骨间，本节前陷者中。

44. 足窍阴：在第 4 趾末节外侧，距趾甲角 0.1 寸。《针灸甲乙经》：在足小指次指之端，去爪甲角如韭叶。

十二、足厥阴肝经穴位

1. 大敦：在足大指末节外侧，距趾甲角 0.1 寸。《针灸甲乙经》：在足大指端，去爪甲如韭叶及三毛中。

2. 行间：在足背侧，当第 1、2 趾间，趾蹼缘的后方赤白肉际处。《针灸甲乙经》：在足大指间动脉应手陷者中。

3. 太冲：在足背侧，当第 1、2 跖骨间隙的后方凹陷处。《针灸甲乙经》：在足大指本节后二寸，或曰一寸五分，陷者中。

4. 中封：在足背侧，当足内踝前，商丘与解溪连线之间，胫骨前肌腱的内侧凹陷处。《针灸甲乙经》：在足内踝前一寸，仰足取之，陷者中，伸足乃得之。

5. 蠡沟：在小腿内侧，当足内踝尖上 5 寸，胫骨内侧面的中央。《针灸甲乙经》：在足内踝上五寸。

6. 中都：在小腿内侧，当足内踝尖上 7 寸，胫骨内侧面的中央。《针灸甲乙经》：在内踝上七寸胻中，与少阴相直。

7. 膝关：在小腿内侧，当胫骨内髁的后下方，阴陵泉后 1 寸，腓肠肌内侧头的上部。《针灸甲乙经》：在犊鼻下二寸陷者中。

8. 曲泉：在膝内侧，屈膝，当膝关节内侧端，股骨内侧髁的后缘，半腱肌、半膜肌止端的前缘凹陷处。《针灸甲乙经》：膝内辅骨下，大筋上、小筋下陷者中，屈膝得之。

9. 阴包：在大腿内侧，当股骨上髁上 4 寸，股内肌与缝匠肌之间。《针灸甲乙经》：在膝上四寸，股内廉两筋间。

10. 足五里：在大腿内侧，当气冲直下 3 寸，大腿根部，耻骨结节的下方，长收肌的外缘。《针灸甲乙经》：在阴廉下，去气冲三寸，阴股中动脉。

11. 阴廉：在大腿内侧，当气冲直下 2 寸，大腿根部，耻骨结节的下方，长收肌的外缘。《针灸甲乙经》：在羊矢下，去气冲二寸动脉中。

12. 急脉：在耻骨结节的外侧，当气冲外下腹股沟股动脉搏动处，前正中线旁开 2.5 寸。《素问》王冰注：在阴上两旁，相去二寸半。

13. 章门：在侧腹部，当第 11 肋游离端的下方。《针灸甲乙经》：在大横外，直脐季胁端。

14. 期门：在胸部，当乳头直下，第 6 肋间隙，前正中线旁开 4 寸。《针灸甲乙经》：在第二肋端，不容傍各一寸五分，上直两乳。

十三、任脉穴位定位

1. 会阴：在会阴部，男性当阴囊根部与肛门连线的中点，女性当大阴唇后联合与肛门连线的中点。《针灸甲乙经》：在大便前小便后两阴之间。

2. 曲骨：在下腹部，当前正中线上，耻骨联合上缘的中点处。《针灸甲乙经》：在横骨上，中极下一寸，毛际陷者中，动脉应手。

3. 中极：在下腹部，前正中线上，当脐中下 4 寸。《针灸甲乙经》：在脐下四寸。

4. 关元：在下腹部，前正中线上，当脐中下 3 寸。《针灸甲乙经》：在脐下三寸。

5. 石门：在下腹部，前正中线上，当脐中下 2 寸。《针灸甲乙经》：在脐下二寸。

6. 气海：在下腹部，前正中线上，当脐中下 1.5 寸。《针灸甲乙经》：在脐下一寸五分。

7. 阴交：在下腹部，前正中线上，当脐中下 1 寸。《针灸甲乙经》：在脐下一寸。

8. 神阙：在腹中部，脐中央。《针灸甲乙经》：脐中。

9. 水分：在上腹部，前正中线上，当脐中上 1 寸。《针灸甲乙经》：在下脘下一寸，脐上一寸。

10. 下脘：在上腹部，前正中线上，当脐中上 2 寸。《针灸甲乙经》：在建里下一寸。

11. 建里：在上腹部，前正中线上，当脐中上 3 寸。《针灸甲乙经》：在中脘下一寸。

12. 中脘：在上腹部，前正中线上，当脐中上 4 寸。《针灸甲乙经》：在上脘下一寸，居心蔽骨与脐之中。

13. 上脘：在上腹部，前正中线上，当脐中上 5 寸。《针灸甲乙经》：在巨阙下一寸，去蔽骨三寸。

14. 巨阙：在上腹部，前正中线上，当脐中上 6 寸。《针灸甲乙经》：在鸠尾下一寸。

15. 鸠尾：在上腹部，前正中线上，当胸剑结合部下 1 寸。《针灸甲乙经》：在臆前蔽骨下五分。

16. 中庭：在胸部，当前正中线上，平第 5 肋间，即胸剑结合部。《针灸甲乙经》：在膻中下一寸六分陷者中。

17. 膻中：在胸部，当前正中线上，平第 4 肋间，两乳头连线的中点。《针灸甲乙经》：在玉堂下一寸六分陷者中。

18. 玉堂：在胸部，当前正中线上，平第 3 肋间。《针灸甲乙经》：在紫宫下一寸六分陷者中。

19. 紫宫：在胸部，当前正中线上，平第 2 肋间。《针灸甲乙经》：在华盖下一寸六分陷者中。

20. 华盖：在胸部，当前正中线上，平第 1 肋间。《针灸甲乙经》：在璇玑下一寸陷者中。

21. 璇玑：在胸部，当前正中线上，天突下 1 寸。《针灸甲乙经》：在天突下一寸中央陷者中。

22. 天突：在颈部，当前正中线上胸骨上窝中央。《针灸甲乙经》：在颈结喉下二寸，中央宛宛中。

23. 廉泉：在颈部，当前正中线上，结喉上方，舌骨下缘凹陷处。《针灸甲乙经》：在颔下，结喉上，舌本下。

24. 承浆：在面部，当颏唇沟的正中凹陷处。《针灸甲乙经》：在颐前下唇之下。

十四、督脉穴位定位

1. 长强：在尾骨端下，当尾骨端与肛门连线的中点处。《针灸甲乙经》：在脊骶端。

2. 腰俞：在骶部，当后正中线上，适对骶管裂孔。《针灸甲乙经》：在第二十一椎节下间。

3. 腰阳关：在腰部，当后正中线上，第4腰椎棘突下凹陷中。《素问》王冰注：在第十六椎节下间。

4. 命门：在腰部，当后正中线上，第2腰椎棘突下凹陷中。《针灸甲乙经》：在十四椎节下间。

5. 悬枢：在腰部，当后正中线上，第1腰椎棘突下凹陷中。《针灸甲乙经》：在第十三椎节下间。

6. 脊中：在背部，当后正中线上，第11胸椎棘突下凹陷中。《针灸甲乙经》：在第十一椎节下间。

7. 中枢：在背部，当后正中线上，第10胸椎棘突下凹陷中。《素问》王冰注：在第十椎节下间。

8. 筋缩：在背部，当后正中线上，第9胸椎棘突下凹陷中。《针灸甲乙经》：在第九椎节下间。

9. 至阳：在背部，当后正中线上，第7胸椎棘突下凹陷中。《针灸甲乙经》：在第七椎节下间。

10. 灵台：在背部，当后正中线上，第6胸椎棘突下凹陷中。《素问》王冰注：在第六椎节下间。

11. 神道：在背部，当后正中线上，第5胸椎棘突下凹陷中。《针灸甲乙经》：在第五椎节下间。

12. 身柱：在背部，当后正中线上，第3胸椎棘突下凹陷中。《针灸甲乙经》：在第三椎节下间。

13. 陶道：在背部，当后正中线上，第1胸椎棘突下凹陷中。《针灸甲乙经》：在大椎节下间。

14. 大椎：在后正中线上，第7颈椎棘突下凹陷中。《针灸甲乙经》：在第一椎上陷者中。

15. 哑门：在项部，当后发际正中直上0.5寸。《针灸甲乙经》：在项后发际宛宛中。

16. 风府：在项部，当后发际正中直上1寸，枕外隆凸直下，两侧斜方肌之间凹陷处。《针灸甲乙经》：在项上入发际一寸，大筋内宛宛中，疾言其肉立起，言休其肉立下。

17. 脑户：在头部，后发际正中直上2.5寸，风府上1.5寸，枕外隆凸的上缘凹陷处。《针灸甲乙经》：在枕骨上，强间后一寸五分。

18. 强间：在头部，当后发际正中直上4寸（脑户上1.5寸）。《针灸甲乙经》：在后顶后一寸五分。

19. 后顶：在头部，当后发际正中直上5.5寸（脑户上3寸）。《针灸甲乙经》：在百会后一寸五分，枕骨上。

20. 百会：在头部，当前发际正中直上5寸，或两耳尖连线中点处。《针灸甲乙经》：在前顶后一寸五分，顶中央旋毛中，陷可容指。

21. 前顶：在头部，当前发际正中直上 3.6 寸（百会前 1.5 寸）。《针灸甲乙经》：在囟会后一寸五分，骨间陷者中。

22. 囟会：在头部，当前发际正中直上 2 寸（百会前 3 寸）。《针灸甲乙经》：在上星后一寸，骨间陷者中。

23. 上星：在头部，当前发际正中直上 1 寸。《针灸甲乙经》：在颅上，直鼻中央，入发际一寸陷者中，可容豆。

24. 神庭：在头部，当前发际正中直上 0.5 寸。《针灸甲乙经》：在发际，直鼻。

25. 素髎：在面部，当鼻尖的正中央。《针灸甲乙经》：在鼻柱上端。

26. 水沟：在面部，当人中沟的上 1/3 与中 1/3 交点处。《针灸甲乙经》：在鼻柱下人中。

27. 兑端：在面部，当上唇的尖端，人中沟下端的皮肤与唇的移行部。《针灸甲乙经》：在唇上端。

28. 龈交：在上唇内，唇系带与上齿龈的相接处。《针灸甲乙经》：在唇内齿上龈缝中。

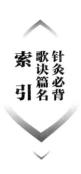

索引 针灸必背歌诀篇名

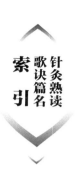

索引 针灸熟读歌诀篇名

获取图书配套增值内容步骤说明

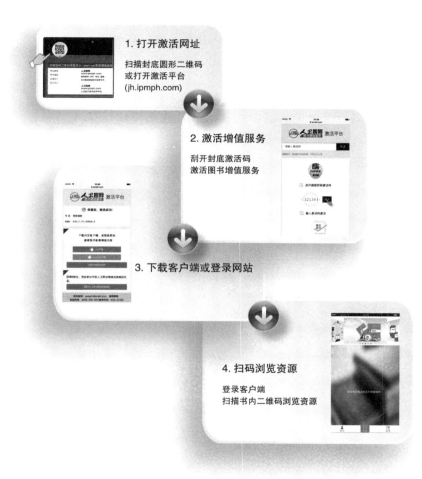

1. 打开激活网址

扫描封底圆形二维码
或打开激活平台
(jh.ipmph.com)

2. 激活增值服务

刮开封底激活码
激活图书增值服务

3. 下载客户端或登录网站

4. 扫码浏览资源

登录客户端
扫描书内二维码浏览资源

客服热线：4006-300-567
（服务时间 8:00—21:30）